Safinaz EL-Toukhy

Células tumorais circulantes: Uma abordagem para um marcador de prognóstico não invasivo

Safinaz EL-Toukhy

Células tumorais circulantes: Uma abordagem para um marcador de prognóstico não invasivo

ScienciaScripts

Imprint
Any brand names and product names mentioned in this book are subject to trademark, brand or patent protection and are trademarks or registered trademarks of their respective holders. The use of brand names, product names, common names, trade names, product descriptions etc. even without a particular marking in this work is in no way to be construed to mean that such names may be regarded as unrestricted in respect of trademark and brand protection legislation and could thus be used by anyone.

Cover image: www.ingimage.com

This book is a translation from the original published under ISBN 978-3-659-83258-1.

Publisher:
Sciencia Scripts
is a trademark of
Dodo Books Indian Ocean Ltd. and OmniScriptum S.R.L publishing group

120 High Road, East Finchley, London, N2 9ED, United Kingdom
Str. Armeneasca 28/1, office 1, Chisinau MD-2012, Republic of Moldova, Europe
Printed at: see last page
ISBN: 978-620-8-23850-6

ÍNDICE DE CONTEÚDOS

1. INTRODUÇÃO

Os cancros sólidos são uma das principais causas de morbilidade e mortalidade em todo o mundo, principalmente devido à incapacidade de deteção clínica e tratamento eficazes da doença metastática em locais distantes (Jemal et al., 2008).

Dada a natureza multifacetada da cascata metastática, devem existir várias oportunidades para a identificação precoce e a seleção terapêutica das células metastáticas antes de estas se tornarem um problema clínico. De facto, em doentes com cancro com doença metastática ou aparentemente localizada, há cada vez mais provas de que a presença de células tumorais circulantes (CTC) no sangue pode ser um indicador importante do potencial de doença metastática e de mau prognóstico (Pantel et al., 2008 e Smerage & Hayes, 2008).

Para curar os cancros de base epitelial - como os cancros da mama, da próstata, do pulmão, do cólon e do pâncreas - as terapias têm de ser direcionadas para as células que causam as metástases. Os cancros epiteliais letais têm geralmente origem num tumor primário e depois espalham-se (metastizam) para outros órgãos através da libertação de células para a corrente sanguínea e/ou canais linfáticos. As células metastáticas disseminadas podem alojar-se, permanecer dormentes durante períodos de tempo variáveis e, por fim, crescer como tumores secundários noutros locais do corpo (Kim et al., 2009).

Os tumores secundários podem ressemear células metastáticas adicionais para a corrente sanguínea, causando uma disseminação subsequente do tumor que resulta em múltiplos tumores metastáticos no mesmo órgão e na colonização de células tumorais em órgãos adicionais, conduzindo geralmente à morte do doente (Comen et al., 2011). As figuras 1 e 2 mostram uma representação esquemática deste processo.

A doença metastática é responsável por mais de 90% das mortes relacionadas com o cancro. A presença de células tumorais circulantes viáveis (CTC) é uma condição prévia para o estabelecimento de metástases à distância (Mehlen e Puisieux, 2006).

A deteção de (CTCs) no sangue periférico foi descrita há mais de um século por T.R. Ashworth, um patologista austríaco que referiu pela primeira vez este tipo de células (Ashworth, 1869).

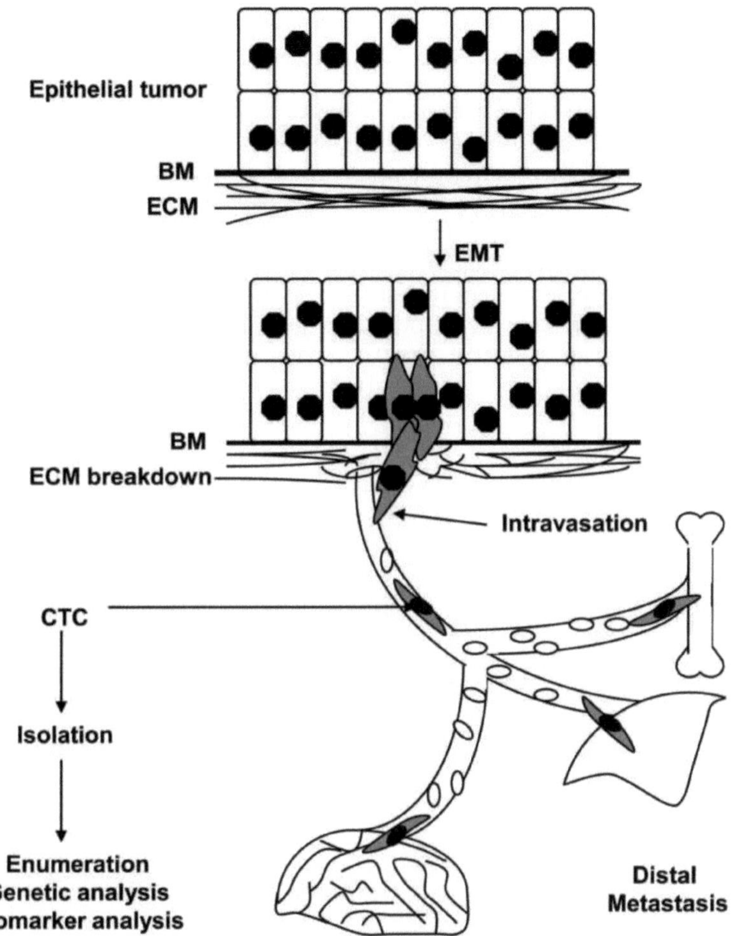

Figura 1: Representação esquemática da transição epitelial para mesenquimal (EMT), através da qual se pensa que as células epiteliais aderentes adquirem destinos de células migratórias, combinada com a ativação de proteases que comprometem a integridade da membrana basal (BM) e do tapete extracelular (ECM), levando ao intravasamento de células tumorais para a corrente sanguínea. As raras células tumorais que estão presentes na corrente sanguínea, misturadas com milhares de milhões de células sanguíneas normais, são definidas como células tumorais circulantes (CTC). Pensa-se que um subconjunto de CTCs extravasa para locais distais como o pulmão, o fígado, o osso e o cérebro para estabelecer lesões metastáticas. O isolamento, a enumeração e a análise genética e de biomarcadores das CTC fornecerão informações sobre a biologia destes potenciais precursores metastáticos. Citado de Maheswaran e Haber (2010).

As CTC são células extremamente raras que se encontram no sangue total de doentes com cancro e têm potencial para servir de "biópsia sanguínea", permitindo o rastreio de toda a população para um diagnóstico precoce, a monitorização prognóstica altamente sensível de doentes com cancro e a definição de perfis moleculares não invasivos em série para levar a ciência da medicina personalizada à prática na clínica (Clare et al., 1997).

A presença de CTC na corrente sanguínea enquadra-se muito bem na teoria da "semente e do solo" da formação de metástases: as células tumorais entram na circulação sanguínea depois de se destacarem do tumor primário e podem migrar para alcançar órgãos distantes, onde se podem implantar e dar origem a metástases. Embora a disseminação metastática represente a causa final de morte, a libertação de células tumorais pode ocorrer também em fases iniciais da doença: cerca de 30-40% dos doentes, que se pensa terem uma doença localizada, podem de facto apresentar metástases ocultas, provavelmente derivadas de CTC, que serão responsáveis pela progressão da doença (Braun et al., 2000).

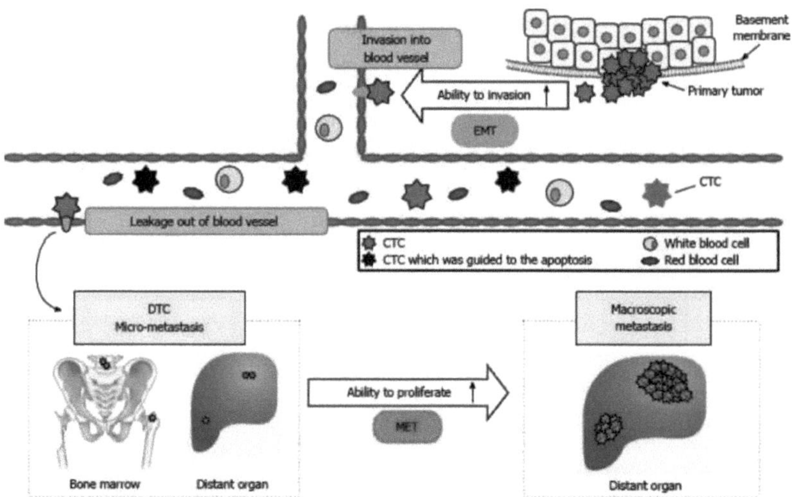

Figura 2: Células tumorais circulantes e processo metastático. EMT; transição epitelial-mesenquimal, CTC; células tumorais circulantes, DTC; células tumorais disseminadas, MET; transição mesenquimal-epitelial. Citado de Park et al., 2011.

Além disso, embora se tenha levantado muitas hipóteses sobre o seu potencial papel na disseminação hematogénica do cancro, a caraterização biológica destas células poderá conduzir a uma classe inteiramente nova de terapias destinadas a combater as metástases (Yu et al., 2011).

Nos últimos anos, registaram-se grandes avanços tecnológicos, em particular nas abordagens citométricas, que permitiram avaliar a utilidade das CTC como biomarcadores prognósticos, preditivos e farmacodinâmicos, e abriram caminho a uma perspetiva realista de purificação, manipulação e caraterização molecular das CTC para uma melhor compreensão do processo metastático (Hayes et al., 2006).

A contagem de CTCs tem atualmente utilidade clínica demonstrável, aprovada pela FDA, no que diz respeito à determinação do prognóstico de doentes com cancros da mama, colorrectais e da próstata metastáticos (Cohen et al., 2008 e de Bono et al., 2010).

Subsistem dúvidas sobre se as tecnologias existentes captam todas as CTC na amostra de sangue de um doente e o grau de heterogeneidade biológica na população de CTC só agora está a ser explorado. É provável que seja necessária uma combinação de tecnologias para uma avaliação exacta do número de CTC. Para além de informar sobre o prognóstico dos doentes, as CTC, enquanto "biópsia virtual e em tempo real", estão também a começar a ser exploradas para ajudar no desenvolvimento de medicamentos. Por exemplo, as CTC podem fornecer dados farmacodinâmicos (particularmente em doentes com tipos de cancro em que as CTC são relativamente numerosas), durante os primeiros ensaios clínicos de novas terapêuticas, um contexto em que a aquisição de biópsias tumorais invasivas imediatamente antes e depois do tratamento medicamentoso é frequentemente problemática. De facto, vários estudos revelaram o comportamento farmacodinâmico das CTC no cancro da mama, colorrectal e da próstata (Tol et al., 2009).

Além disso, a expressão de alvos de fármacos pode ser examinada utilizando CTC como substituto de biópsias tumorais e a expressão de CTC de biomarcadores de resistência/sensibilidade a fármacos estabelecidos é outra utilidade potencial ((de Bono et al., 2007). No entanto, mesmo em doentes com cancro com um elevado número de CTC, como os doentes com cancro do pulmão de pequenas células (CPPC) em fase extensa [em que são detectadas milhares de CTC em 7,5 ml de sangue], o maior desafio para os investigadores de CTC é a dificuldade prevalecente de purificação das CTC que permitiria a caraterização molecular das CTC ((Hou et al., 2009).

As CTCs são ultrapassadas em número pelos glóbulos brancos (wbc) numa amostra de sangue total por um fator de pelo menos 10^6 e as tecnologias actuais enriquecem em vez de purificar as CTCs do sangue total. Assim, a caraterização molecular das CTC, que poderia revelar informações preditivas importantes e comunicar alterações na biologia das CTC, por exemplo, durante a recidiva do tumor, é frustrada por assinaturas de wbc que se sobrepõem às que emanam da minoria das CTC (Pestrin et al., 2009).

O aparecimento de tecnologias cada vez mais avançadas e sensíveis para isolar CTC humanas oferece a oportunidade de alargar os estudos de metástases de cancro diretamente ao cancro humano. A gama completa de aplicações potenciais para a análise de CTC inclui a monitorização não invasiva em tempo real de CTC como biomarcadores de sensibilidade ou resistência adquirida a novas terapias contra o cancro, a identificação de novos alvos terapêuticos potenciais para suprimir diretamente a metástase do cancro e, à medida que as tecnologias de deteção de CTC se tornam cada vez mais sensíveis e fiáveis, a sua aplicação em fases mais precoces da progressão do cancro, com o objetivo de detetar o cancro precocemente (Naume et al., 2004).

Embora as potenciais aplicações das análises de CTC pareçam extraordinariamente promissoras, o desenvolvimento de plataformas tecnológicas adequadas, de elevado rendimento e fiáveis para a deteção de células tumorais raras em amostras de sangue continua a ser o principal obstáculo. De facto, a interpretação adequada de muitas análises moleculares de CTC comunicadas requer uma compreensão das limitações técnicas dos ensaios utilizados para fazer estas observações (Yu et al., 2011).

2. *TECNOLOGIAS DE DETECÇÃO CTCS*

Tendo em conta a heterogeneidade das CTC, os requisitos para um ensaio de CTC diferem de acordo com o tipo de tumor e dependem do objetivo final: enumeração ou caraterização. A raridade e heterogeneidade das CTCs definem o desafio de isolar um número extremamente pequeno de CTCs de uma enorme quantidade de outras células num grande volume de sangue (normalmente _7,5 mL). Provavelmente, serão necessárias várias abordagens de isolamento diferentes, possivelmente consistindo em combinações de etapas de enriquecimento menos específicas, seguidas de técnicas de isolamento mais específicas (van de Stolpe et al., 2011).

A seleção negativa de não CTC (figura 3) pode ser útil para reduzir o volume da amostra; os eritrócitos podem ser removidos por lise selectiva ou filtração, e os leucócitos por filtração ou depleção utilizando anticorpos que não se acredita estarem presentes nas CTC, como o CD45 (Balasubramanian et al., 2009). Todas as estratégias de seleção implicam um risco de introdução de enviesamento devido à perda de CTCs. Por este motivo, pode ser preferível uma abordagem não selectiva, por exemplo, através da digitalização direta de alta definição e da identificação de CTC entre leucócitos num substrato. Uma abordagem alternativa, embora com um rendimento inferior, é a citometria de fluxo de imagem. As abordagens de seleção positiva de CTC baseiam-se na hipótese de o antigénio visado estar presente nas CTC (Marrinucci et al., 2009).

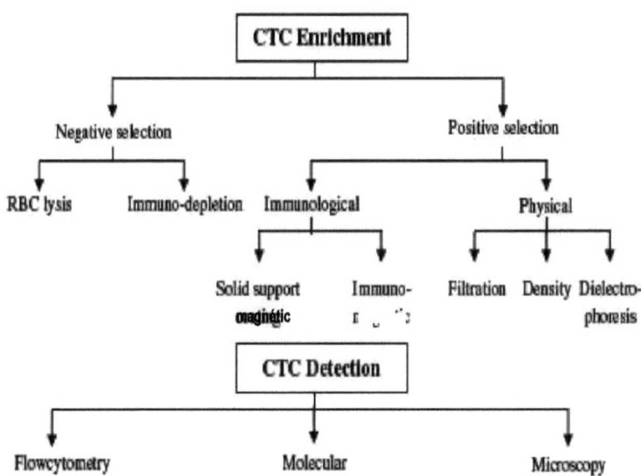

Figura 3: En richement e métodos de deteção para a contagem de CTCs.

3. ANÁLISE CTCS

Grande parte da investigação das últimas décadas tem-se centrado no desenvolvimento de métodos fiáveis de enriquecimento e identificação de CTC, tentando sobretudo ultrapassar limitações técnicas graves. Quando presentes no sangue do doente, as CTC são eventos muito raros, com uma concentração esperada tão baixa como uma célula por 105-107 em relação às células mononucleares. É evidente que são necessárias etapas de enriquecimento para aumentar a taxa de sucesso do isolamento. A maioria dos métodos de enriquecimento desenvolvidos até à data utiliza marcadores específicos para identificar as células e distingui-las dos leucócitos. Entre outros, os marcadores epiteliais mais comuns são as citoqueratinas (CKs), proteínas do citoesqueleto sempre expressas em células epiteliais, e EpCAM (molécula de adesão celular epitelial); uma molécula de adesão celular presente também em células epiteliais (Nguyen et al., 2009).

A identificação das CTC tem de ser suficientemente específica e sensível para distinguir as células malignas de todas as outras células hematopoiéticas não tumorais em circulação. Foram propostas estratégias imunomediadas, citométricas e baseadas na PCR para aumentar as hipóteses de distinguir uma CTC do fundo celular, com diferentes caraterísticas de desempenho. No entanto, até à data, não foram efectuadas investigações comparativas bem concebidas, pelo que a comparação dos resultados é bastante difícil (Alunni-Fabbroni e Sandri, 2010).

4. PROCESSO DE ENRIQUECIMENTO

Foram consideradas diferentes abordagens para ultrapassar as restrições associadas à baixa concentração de CTC no sangue periférico. Neste ponto, descrevem-se sucintamente os métodos mais comuns, como a filtração, o gradiente de densidade e o enriquecimento imunomagnético. A Tabela 1 resume esquematicamente os diferentes métodos, enumerando as suas vantagens e desvantagens (Alunni-Fabbroni e Sandri, 2010).

1. *Filtragem*

O ISET (Isolamento por Tamanho de Células Tumorais Epiteliais) é um método direto baseado no tamanho para o enriquecimento de células epiteliais. O ISET utiliza filtros com poros de 8pm que permitem separar os leucócitos pequenos das células epiteliais maiores. Após o passo de filtração, as CTCs putativas podem ser fixadas e coradas para diferentes marcadores, como as CKs. Infelizmente, os leucócitos grandes também podem ser retidos pelo filtro, contaminando assim a fração de CTC, ou as CTC pequenas podem passar através dos poros, esgotando assim a população de CTC. É por este motivo que esta técnica é geralmente considerada pouco sensível e pouco específica (Vona et al., 2000).

2. *Gradiente de densidade*

Uma alternativa à filtração pode ser a centrifugação por gradiente de densidade utilizando Ficoll-Hypaque: devido à sua diferença de densidade, é possível separar as CTC e as células mononucleares (com uma densidade $< 1{,}077$ g/ml) das células sanguíneas e dos granulócitos (com uma densidade $> 1{,}077$ g/ml). No entanto, devido à migração das células para a camada plasmática ou à presença de agregados, as CTC podem perder-se facilmente durante este processo (Botteri et al., 2010).

Além disso, a etapa de centrifugação deve ser efectuada imediatamente para evitar a mistura das diferentes camadas. Além disso, o Ficoll-Hypaque pode ser tóxico para as células quando estas estão demasiado tempo em contacto com estes produtos químicos, limitando assim o método. O gradiente de densidade, sendo independente da presença de marcadores específicos, é considerado um método viável para o enriquecimento de qualquer tipo de CTC, mas, devido à falta de marcadores, é também um método com baixa especificidade (Gertler et al., 2003).

A fim de ultrapassar parcialmente alguns inconvenientes apresentados pelo enriquecimento por gradiente de densidade, o Oncoquick (Greiner Bio-One, Alemanha) é um método de separação baseado no gradiente de densidade que tem a vantagem de evitar a contaminação cruzada das diferentes camadas (figura 4), graças a uma membrana especial que as mantém separadas (Muller et al., 2005).

Um passo em frente é proposto pela Stem Cell Technology (Vancouver, Canadá) que oferece o RosetteSep™, um método de gradiente de densidade baseado na seleção negativa. Quando misturado com sangue total, um cocktail de anticorpos forma complexos tetraméricos (imunorosetas) que reconhecem marcadores de superfície celular em células hematopoiéticas humanas indesejadas. As imunorosetas podem ser facilmente removidas através de um procedimento de gradiente de densidade, enquanto as CTC podem ser recolhidas a partir da interface entre o plasma e o meio de densidade flutuante (Hayes et al., 2009).

3. *Enriquecimento imunomagnético de células*

O enriquecimento imunomagnético de células é uma tecnologia de separação baseada em esferas magnéticas. As CTCs são selecionadas positivamente por meio de anticorpos acoplados a esferas magnéticas direcionadas para marcadores epiteliais (como os já mencionados CKs ou EpCAM), ou para antigénios específicos de tumores, por exemplo, o Antigénio Embrionário Carcino (CEA) ou o Recetor 2 do Fator de Crescimento Epidérmico Humano (HER2). As CTC, uma vez ligadas às esferas magnéticas, são depois separadas do fundo leucocitário através de um campo magnético. Para eliminar os leucócitos, um procedimento alternativo válido pode ser uma seleção negativa, realizada através da utilização de esferas magnéticas revestidas com anticorpos anti-CD45 e anti-CD61 (Zheng et al., 2011).

Ambas as moléculas reconhecem marcadores de superfície expressos apenas em leucócitos e megacariócitos, respetivamente. Desta forma, a população celular é eliminada de células indesejadas, enquanto as células epiteliais, que não expressam CD45 ou CD61, são deixadas em solução (Gertler et al., 2003).

A vantagem clara desta abordagem é o facto de a deteção e a contagem das CTC enriquecidas serem relativamente fáceis, sem necessidade de qualquer lise celular. No entanto, pode ocorrer uma seleção falsa positiva devido à expressão dos marcadores epiteliais em células não epiteliais. Além disso, a seleção de falsos negativos pode dever-se à heterogeneidade das células tumorais, que podem expressar de forma variável ou não expressar um determinado marcador (Goeminne et al., 2000).

Quadro 1: Resumo das diferentes abordagens de enriquecimento das CTC. Adaptado de Alunni-Fabbroni e Sandri (2010).

Enrichement method		Advantages	Disadvantages	Reference
Size based	ISET	Easy and cheap Feasible with EpCam positive and negative tumour cells	Low specificity Loss of small CTC which can pass through the pores Enrichment of large leukocytes	(Vona et al., 2000)
	Density gradient	Easy and cheap Feasible for EpCAM positive and negative tumour cells Feasible for negative selection	Low specificity Cross contamination with blood mononuclear cell	(Muller et al., 2005)
	OncoQuick	Density gradient based Feasible for EpCAM positive and negative tumour cells Cross contamination reduced because of additional barrier	Low specificity	(Hayes et al., 2009)
	Rosette Sept	Good clean up of unwanted hemapoietic cells	Cross contamination possible	(Neurauter et al., 2007)
Immunomagnetic based	MACS/Dynal Magnetic Beads/ Easy Sep	Flexible Cell integrity preserved	False positive due to the expression of the same antigens on non-tumour cells False negative due to loss of antigens on CTCs	(Lankiewicz et al., 2006)
	AdnaTest	Recognition of fixed markers (EpCAM, MUC1) Downstream analysis (RT-qPCR of MUC1, HER2 and GA73.3–2) Possibility to characterize for stem cell and Epithelial Mesenchimal Transition	No flexibility False positive due to the expression of the same antigens on non-tumour cells False negative due to loss of antigens on CTCs	(Peters et al., 2005)
	Cellsearch	Semi-automated Combination of positive (anti-EpCAM) and negative (anti-CD45) selection FDA approved	Only EpCAM positive CTCs detected False positive due to the expression of the same antigens on non-tumour cells False negative due to loss of antigens on CTCs	(Allred et al., 2004)
	CTC-chip	Good enrichment grade 98% cell viability Further analysis possible	Only EpCAM positive CTCs detected Clinical validation not yet available Not yet on the market	(Tewes et al., 2009)

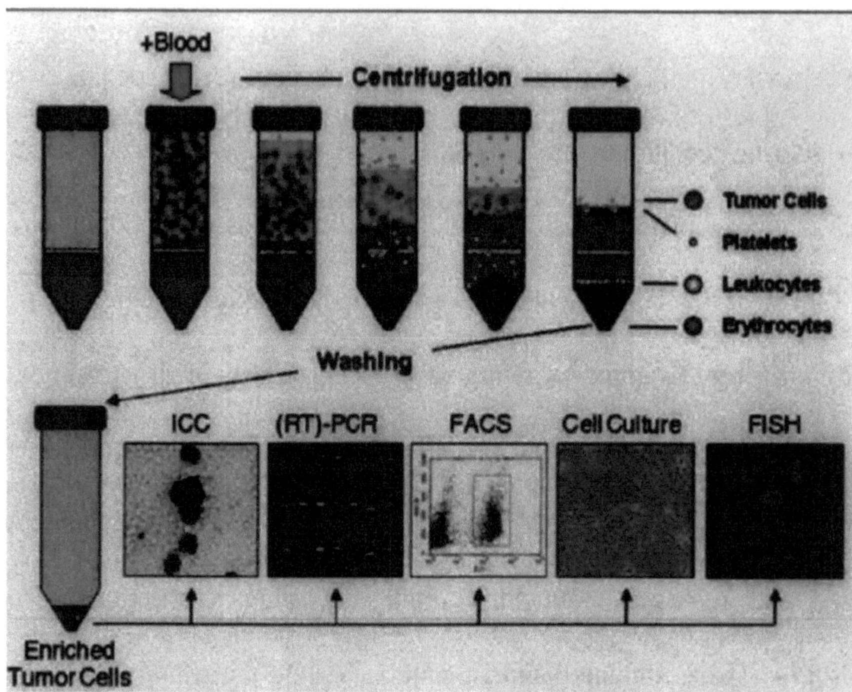

Figura 4: Visão geral da tecnologia OncoQuick. Adaptado de Pantel et al., (2008).

Com base nesta tecnologia, o Magnetic Activated Cell Sorting System (MACS_, Miltenyi Biotec GmbH, Alemanha) ou o Dynal Magnetic Beads-(Invitrogen) (Neurauter et al., 2007) são tecnologias que permitem a captura de CTC através da marcação imunomagnética com microesferas. Estas esferas, que são revestidas com anticorpos específicos para marcadores epiteliais ou tumorais, ligam-se a células tumorais circulantes derivadas do epitélio.

Após a separação no campo magnético, as células podem ser isoladas para análise posterior. O EasySep (Stem Cell Technologies, Vancouver, Canadá) funciona de forma semelhante. Trata-se de um método de seleção de células imunomagnéticas em que as células são orientadas para uma seleção positiva ou negativa utilizando anticorpos monoclonais dirigidos contra marcadores específicos da superfície celular. As células marcadas interagem então com as nanopartículas magnéticas e são separadas com a utilização de um íman (Peters et al., 2005).

O AdnaTest (AdnaGen AG, Alemanha) baseia-se na utilização de anticorpos específicos contra marcadores epiteliais e tumorais, como o EpCAM e a Mucina 1 (MUC1), associados a esferas magnéticas. Este teste permite dar um passo em frente: uma vez recolhidas e agrupadas, as CTCs são diretamente lisadas, o mRNA isolado e a RTqPCR é realizada para a análise dos marcadores selecionados MUC1, HER2 e a glicoproteína de superfície GA73.3.-2, identificando assim geneticamente as CTCs

(Lankiewicz et al., 2006).

Finalmente, a Veridex (Johnson and Johnson, Raritan, NJ) oferece o CellSearch System™, um analisador semi-automatizado que enriquece as CTCs com nanopartículas de ferrofluido revestidas com anticorpos anti-EpCAM. A população enriquecida é então corada com marcadores específicos capazes de discriminar entre células epiteliais e leucócitos contaminantes. As células enriquecidas e corretamente marcadas são então contadas como células tumorais circulantes utilizando o analisador CellSpotter (Veridex), um microscópio fluorescente semi-automatizado de quatro cores (Allard et al., 2004).

Uma limitação geral a ter em conta quando se considera o enriquecimento das CTC é o facto de ainda não estar disponível um "marcador universal" que possa ser utilizado independentemente do tipo de tumor em causa. Os marcadores tumorais, como o HER2, a mamoglobina e o CEA, podem distinguir diretamente as células tumorais das células epiteliais não malignas ou dos leucócitos, mas a sua utilização é limitada pela heterogeneidade geral que as células tumorais apresentam ((Polyak e Weinberg, 2009).

Esta limitação aplica-se não só a diferentes caraterísticas genéticas entre diferentes tecidos tumorais, mas também dentro do mesmo tecido tumoral, o que torna a identificação e o enriquecimento de CTCs com base nestes marcadores potencialmente difícil. A alternativa seria identificar as CTC com base em marcadores epiteliais como EpCAM e CKs. No entanto, também neste caso existem algumas limitações. As CKs podem ser encontradas, por vezes, expressas mesmo em leucócitos quando estes se encontram num estado ativado (Jung et al., 1999).

Além disso, o marcador EpCAM pode ser regulado negativamente nas células epiteliais malignas quando estas passam pela chamada Transição Epitelial para Mesenquimal (EMT), típica da fase metastática secundária. As células que passam por esta fase perdem caraterísticas epiteliais como a expressão de marcadores específicos (Thiery e Sleeman, 2006). Em conclusão, os marcadores tumorais e epiteliais, amplamente utilizados em diferentes métodos de enriquecimento, não são necessariamente capazes de detetar todos os diferentes tipos de CTCs (Yang e Weinberg, 2008).

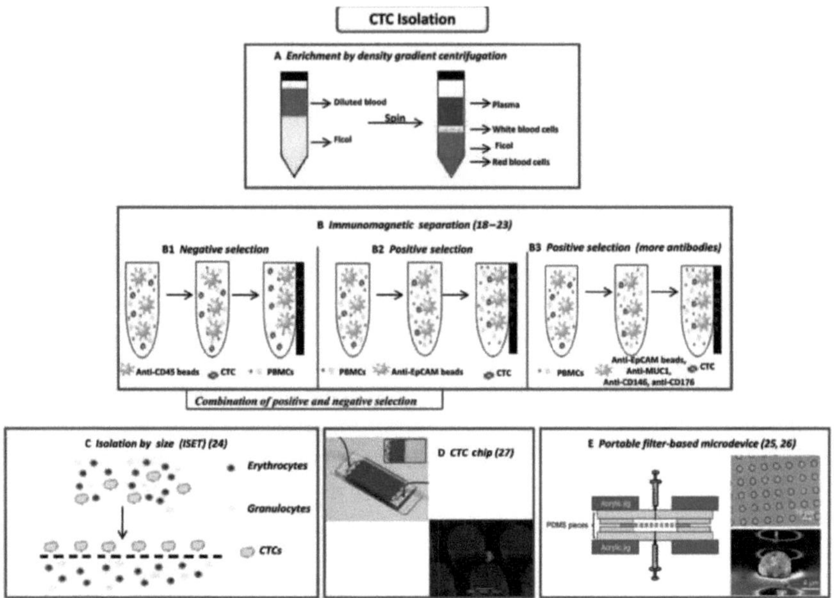

Figura 5: Principais abordagens para o isolamento-enriquecimento de CTC.

(A), Enriquecimento por centrifugação em gradiente de densidade na presença de ficol. (B), Separação imunomagnética (B1), seleção negativa através da remoção de leucócitos por anti-CD45; (B2), seleção positiva através de um anticorpo contra um antigénio de diferenciação pan-epitelial, EpCAM; (B3), utilização combinada de anticorpos contra marcadores de superfície de CTC (anti-CD146, anti-CD176, anti-CK-19 e outros). (C), Sistema ISET. (D), Dispositivo microfluídico: o chip CTC captura células que expressam EpCAM no sangue periférico através da utilização de microposts revestidos com anti-EpCAM. (E), Um microdispositivo portátil de filtragem baseado na diferença de tamanho entre CTCs e células sanguíneas humanas PBMCs, células mononucleares do sangue periférico; PDMS, polidimetilsiloxano. Citado de (Wang et al., 2006).

5. PROCESSO DE IDENTIFICAÇÃO

Uma vez recolhidas, as CTC podem ser caracterizadas, a fim de determinar a sua origem e o seu perfil genético. A maioria dos protocolos disponíveis centra-se no conteúdo de ácidos nucleicos ou no nível proteico (Iakovlev et al., 2008). Na Tabela 2 é apresentado um resumo dos diferentes métodos.

1. Análise baseada em PCR

Trata-se certamente de uma técnica extremamente poderosa para o rastreio genético de CTC e, em vários estudos, a PCR demonstrou ser mais sensível do que a imunocitoquímica (Smith et al., 2000). A especificidade é conseguida através da conceção de iniciadores de oligonucleótidos orientados para o(s) gene(s) de interesse. A PCR de transcrição reversa (RT-PCR) é geralmente o método de eleição para amplificar os ARNm alvo nas CTC (Xenidis et al., 2006).

Estão disponíveis muitos relatórios de "uma única instituição" sobre o impacto prognóstico dos dados obtidos com a abordagem baseada na PCR, mas, em geral, ainda não foram efectuados estudos de validação multicêntricos. No entanto, foi utilizada uma variedade de biomarcadores, tanto para células epiteliais como para células de cancro da mama, em muitos estudos diferentes (Pantel et al., 2009).

A fim de aumentar a sensibilidade e a especificidade do ensaio, foram frequentemente estabelecidas abordagens de RT-PCR multiplex, dando assim a possibilidade de rastrear simultaneamente mais do que um marcador único (Mostert et al., 2009).

Existem, no entanto, algumas limitações técnicas que podem pôr em causa o desempenho dos ensaios baseados na PCR:

(1) A necessidade de efetuar a lise celular, que impede a contagem das células;

(2) A possibilidade de resultados falsos positivos devido à transcrição ilegítima de genes em células não tumorais;

(3) A amplificação de ácidos nucleicos livres de células potencialmente presentes no sangue; (4) A possibilidade de resultados falsos positivos derivados da utilização de marcadores inespecíficos;

(5) A presença no sangue de células epiteliais não malignas, libertadas, por exemplo, após um procedimento invasivo;

(6) A possibilidade de resultados falsos negativos devido a uma baixa sensibilidade da PCR associada a uma expressão limitada do marcador tumoral ou à presença de inibidores da PCR (Stathopoulou et al., 2006).

Alguns dos inconvenientes podem ser ultrapassados combinando mais do que um marcador e selecionando apenas as células que são positivas (ou negativas) para todos eles em combinação. No que diz respeito à possibilidade de obter resultados falsos positivos devido à transcrição ilegítima de genes em células não tumorais, foi conseguida uma grande melhoria na análise das CTC com a introdução da PCR quantitativa em tempo real (qPCR) (Nolan et al., 2006 e Benoy et al., 2006).

A quantificação de marcadores presentes simultaneamente em células tumorais e não tumorais permite a discriminação entre CTCs autênticas e células contaminantes. Além disso, os resultados falsos positivos podem ser evitados com um desenho de primers adequado para evitar a amplificação de pseudogénios processados, presentes no genoma (Xi et al., 2007).

2. *Método citométrico*

Os métodos citométricos isolam e contam as células cancerígenas utilizando anticorpos monoclonais dirigidos contra diferentes antigénios, sendo os mais comuns: CKs e EpCAM. Uma vez que não é necessária a lise, a integridade das células é sempre preservada, pelo que as CTC podem ser analisadas e caracterizadas. Também neste caso, a principal limitação ligada à metodologia está relacionada com a relativa baixa especificidade (Konigsberg et al., 2011).

Por exemplo, os anticorpos anti-CK mais utilizados não se ligam especificamente às células hematológicas. Este limite pode ser ultrapassado combinando os anticorpos existentes com um anticorpo anti-CD45, tornando assim possível a deteção de leucócitos (Krivacic et al., 2004).

Relativamente ao EpCAM, nem todas as CTCs expressam este marcador, uma vez que pode ser regulado negativamente em células malignas durante a EMT. Nem mesmo a sua associação com marcadores tumorais pode ajudar a contornar completamente esta limitação devido à variabilidade da sua expressão nas células tumorais, com o consequente risco elevado de gerar resultados falsos negativos. No entanto, depois de as células terem sido marcadas por imunofluorescência, existem diferentes métodos para as analisar de forma fiável (Pachmann et al., 2005).

A FAST (Fiber-optic Array Scanning Technology) é uma tecnologia de rastreio caracterizada por um grande campo de visão, permitindo assim a análise de grandes volumes de amostra sem qualquer passo de purificação e minimizando o risco de perda de células. Além disso, é uma tecnologia de varrimento muito rápida, com até 300 000 células varridas por segundo. No entanto, atualmente, ainda não existem estudos de validação em contextos clínicos (Hsieh et al., 2006).

O citómetro de varrimento a laser (LSC, Compucyte Corporation, Cambridge MA) permite o varrimento automático e a relocalização de células epiteliais positivas imunomarcadas para múltiplos marcadores, como o EpCAM combinado com o marcador de linfócitos CD45 (Pachmann et al., 2008).

Quadro 2: Resumo das diferentes abordagens de identificação de CTC. Citado de Allan e Keeney (2010).

Method	Estimated sensitivity	Advantages	Disadvantages	References
PCR-based approaches	10^{-4}–10^{-6}	(i) Rapid, quantitative (ii) High sensitivity (iii) Small sample volume required	(i) Does not allow for cell-by-cell analysis (ii) Does not discriminate between viable and nonviable cells (iii) Low specificity (iv) Technical issues with mRNA degradation, etc.	(Iakovlev et al., 2008)
Flow cytometry	10^{-4}–10^{-5}	(i) Rapid, quantitative (ii) Cell-by-cell analysis (iii) Multiparameter (iv) High specificity (v) Identification of viable versus nonviable cells (vi) Potential to sort CTCs for additional characterization	(i) Limited sensitivity (ii) Requirement for large sample volume unless sample enrichment used (iii) No visual confirmation of cell specificity (iv) Technically and analytically challenging	(Cruz et al., 2005)
Laser scanning cytometry	10^{-4}–10^{-5}	(i) Rapid, quantitative (ii) Cell-by-cell analysis (iii) Multiparameter (iv) High specificity (v) Identification of viable versus nonviable cells (vi) Morphological analysis	(i) Limited sensitivity (ii) Technically and analytically challenging	(Pachmann et al., 2008)
CellSearch (Veridex)	10^{-7}	(i) High sensitivity and specificity (ii) Automated, quantitative (iii) Highly reproducible (iv) Moderate sample volume needed (v) Identification of viable versus nonviable cells (vi) Commercially available (vii) Only assay with FDA approval	(i) Limited analysis parameters (ii) Use of EpCam to capture CTCs may miss some tumor cells (iii) Multiple enrichment and processing steps may result in loss of CTCs (iv) Partially subjective readout	(de Bono et al., 2008)
CTC microchip	10^{-7}+	(i) High sensitivity and specificity (ii) Quantitative (iii) Minimal processing and shear stress (iv) Identification of viable versus nonviable cells (v) Potential to recover CTCs for additional characterization	(i) Technology is not commercially available (ii) Use of EpCam to capture CTCs may miss some tumor cells (iii) Partially subjective readout	(Nagrath et al., 2007)
EPISPOT	10^{-7}+	(i) High sensitivity and specificity (ii) Quantitative (iii) Multiparameter (iv) Only viable tumor cells are detected	(i) Requires 48-hour culture of isolated CTCs before analysis	Alix-Panabieres et al., 2007)

A citometria de fluxo também pode ser um método válido para identificar CTC de uma forma altamente específica, uma vez que podem ser considerados simultaneamente vários parâmetros, como o tamanho, a viabilidade, o conteúdo de ADN e a expressão de diferentes marcadores.

No entanto, tanto a citometria de fluxo como o LSC, apesar da sua elevada especificidade, apresentam uma baixa sensibilidade, pelo que é necessário processar uma grande quantidade de amostras de cada vez para detetar poucas CTC (Cruz et al., 2005). A análise citométrica de fluxo de cor dupla para citoqueratina e CD45 é ilustrada (figura 6).

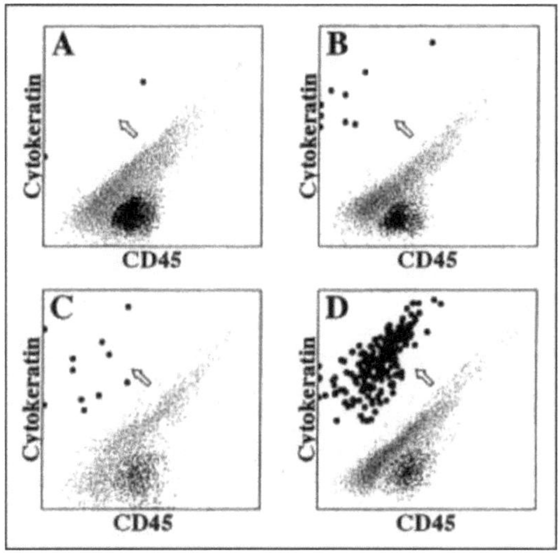

Figura 6: Análise citométrica de fluxo utilizando citoqueratina (marcador de células epiteliais) no eixo y e CD45 (marcador de linfócitos) no eixo x. O painel A é sangue de uma doente de controlo com 2 células epiteliais (**pontos pretos grandes**), os painéis B e C são de doentes com cancro da mama inicial com algumas células epiteliais e o painel D é de uma doente com cancro da mama metastático com muitas células epiteliais (Mostert et al., 2011).

Finalmente, estão disponíveis no mercado outros sistemas de digitalização, como o ACIS (Automated Cellular Imaging System, DAKO, Dinamarca) e o ARIOL (Applied Imaging Corp. San Jose, CA). Ambos permitem uma análise celular automatizada e rápida, baseada na avaliação morfológica de CTCs putativas (Kraeft et al., 2000).

Foram dedicados muitos esforços ao desenvolvimento de técnicas automatizadas que oferecem simultaneamente o enriquecimento, a coloração e a digitalização das amostras. O CellSearch System™, descrito anteriormente, enriquece as CTCs com nanopartículas de ferrofluido revestidas com anticorpos anti-EpCAM (Cristofanilli et al., 2004).

A população enriquecida de células Ep- CAm+ é então corada com anticorpos conjugados com ficoeritrina dirigidos contra CK8, 18 e 19, com anticorpos conjugados com aloficocianina específicos para leucócitos (anticorpos anti-CD45) e com o corante nuclear 40,6-diamino-2-fenilindol (DAPI) para a coloração dos ácidos nucleicos. As células CK+/DAPI+/CD45- resultantes são contadas como CTC utilizando o analisador CellSpotter (Veridex), um microscópio fluorescente semi-automatizado de quatro cores (Mesker et al., 1994).

Após o rastreio, as imagens captadas pelo microscópio são apresentadas numa galeria de fotografias que é depois analisada por um algoritmo para finalmente qualificar as células como CTC (Figura 7).

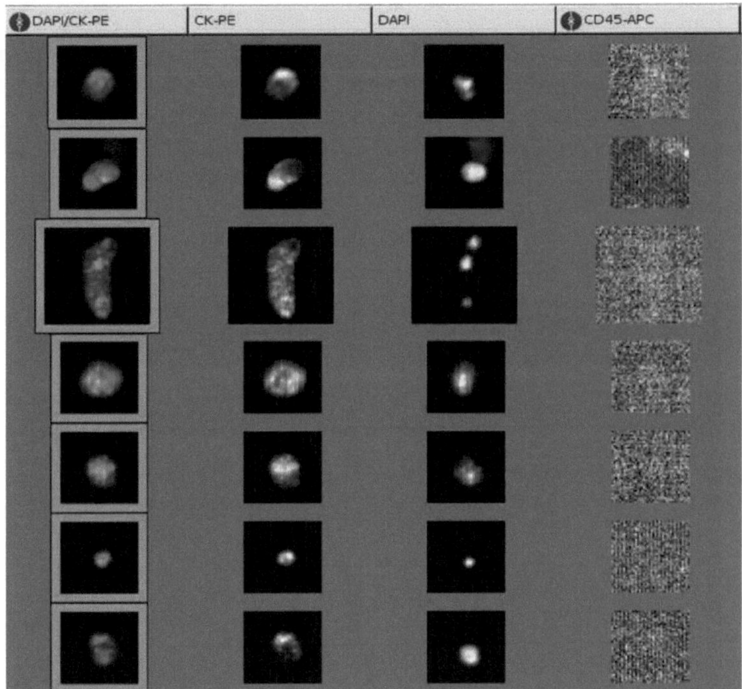

Figura 7: Identificação de CTCs utilizando o sistema CellSearch Citado de (Alunni-Fabbroni e Sandri, 2010).

Até à data, este é o único método aprovado pela FDA para monitorizar doentes com cancro da mama avançado (Cristofanilli et al., 2005), da próstata (Danila et al., 2007) e do cólon (Cohen et al., 2008). A permeabilização das células, necessária para a coloração de CKs, está a impedir qualquer utilização posterior das CTCs. Quando se pretende realizar ensaios como a formação de colónias, a Veridex disponibiliza o kit Cell Profile ™ que recolhe células EpCAM positivas viáveis antes do passo de permeabilização (Alix-Panabieres et al., 2005).

Alternativa ao CellSearch System™, a nova tecnologia denominada "CTC-chip" consiste numa matriz de 78.000 microposts revestidos com anticorpos anti-

EpCAM. O sangue total é bombeado através do chip e as células EpCAM positivas são capturadas e detectadas por câmaras que reconhecem a sua morfologia, a sua viabilidade e a expressão de marcadores tumorais. A limitação deste sistema reside no facto de o chip CTC ser adequado apenas para células EpCAM positivas. Além disso, ainda não existem estudos de validação em ensaios clínicos (Nagrath et al., 2007).

Por último, uma outra abordagem baseada em anticorpos é o EPISPOT (Epithelial Immunospot), um ensaio imunológico baseado na tecnologia ELISPOT (Enzyme- Linked Immunosorbent assay). Com o EPISPOT é possível identificar e contar apenas as células viáveis e não as apoptóticas. De facto, o ensaio baseia-se na identificação de células capazes de segregar proteínas como MUC1 e CK19 em culturas de curta duração. Esta informação é importante, uma vez que apenas as células viáveis seriam, em princípio, as que geram tumores secundários. No entanto, tal como acontece com o CTC-chip, ainda não existem ensaios clínicos (Alix-Panabieres et al., 2007).

6. CARACTERIZAÇÃO GENÉTICA

Depois de as CTC terem sido enriquecidas e isoladas, o passo seguinte desejável é certamente a sua caraterização genética. A análise genética pode ajudar a compreender, por exemplo, se as CTC isoladas apresentam ainda caraterísticas malignas ou até que ponto as CTC são geneticamente semelhantes ao tumor primário (Tissing et al., 2008). Esta informação permitiria certamente monitorizar melhor o desenvolvimento da doença, dando a oportunidade de analisar segmentos de genes relevantes, que podem ter influência no desenvolvimento do tumor e, possivelmente, nas abordagens terapêuticas seguintes. Para uma análise genética baseada na PCR de CTCs individuais, a AmpliGrid (Beckman Coulter Genomics, Munique, Alemanha) pode ser uma plataforma ideal (Waak et al., 2009).

Trata-se de um chip baseado em PCR para análise direta de CTCs individuais que permite determinar geneticamente possíveis diferenças entre as CTCs isoladas. Após a deposição no local de reação, as CTC isoladas podem ser analisadas por RT-PCR multiplex ou RT-qPCR, revelando, por exemplo, a heterogeneidade celular, as caraterísticas epigenéticas, a impressão digital genética ou os níveis de microRNA (Fig. 8). Dados preliminares obtidos em doentes com cancro da mama mostraram que é possível caraterizar geneticamente CTC isoladas por RT-qPCR executada em Ampli-Grid, detectando marcadores tumorais específicos como a queratina 5 e 18 (Holodick et al., 2009).

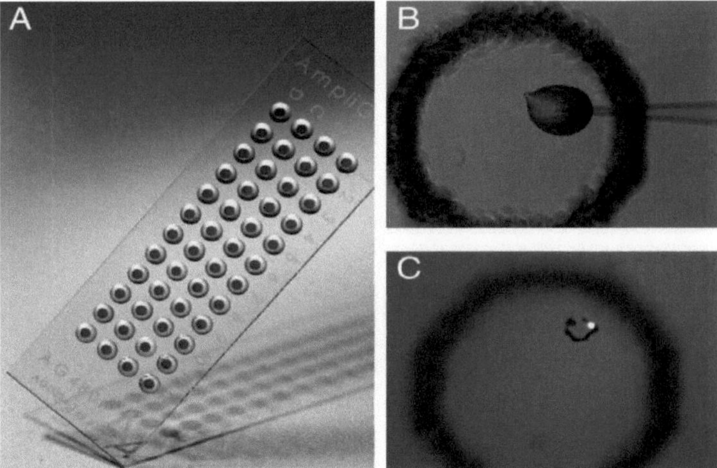

Figura 8: Deposição de uma única CTC no chip AmpliGrid. (A) Chip AmpliGrid com 48 locais de reação para deposição de uma única célula e análise PCR. (B) Uma única CTC é depositada com um capilar no local de reação do chip Ampligrid. As CTC são normalmente ressuspensas em tampão fisiológico e o volume de deposição é de aproximadamente 20 nl. (C) Uma única CTC pode ser facilmente visualizada no local de reação quando o ADN é corado com o corante Hoechst. Adaptado de (Zieglschmid et al., 2005).

No entanto, embora a plataforma AmpliGrid já esteja disponível comercialmente, a sua utilização para a análise genética de CTC está a ser avaliada e ainda não foram realizados ensaios clínicos em grande escala. FISH (Fluorescent In Situ

Hybridization) foi proposto como um método válido para a genotipagem de CTC (Meng et al., 2004).

A FISH é uma tecnologia fluorescente concebida para detetar e localizar a presença ou ausência de sequências de ADN específicas nos cromossomas ou a sua alteração devido a translocação ou amplificação de genes. Um método alternativo frequentemente utilizado na caraterização genética e, por conseguinte, potencialmente útil para a análise de CTC é o CGH (Comparative Genomic Hybridization). Este é um método citogenético para a análise de alterações no número de cópias num determinado ADN (Schmidt-Kittler et al., 2003).

Por fim, conclui-se que a proteína celular pode ser detectada pelo anticorpo específico correspondente, o que permite desvendar a presença ou ausência da proteína, a sua localização subcelular, alterações na sua expressão ou, finalmente, a sua degradação. Os diferentes métodos discutidos para o enriquecimento, análise e aplicações de CTCs estão resumidos nas Fig. 9 e 10.

7. RELEVÂNCIA CLÍNICA DA DETECÇÃO DE CTCS

Estudos recentes conduziram a várias inferências importantes quanto à relevância clínica das CTC:

(i) estas células são relevantes para o processo metastático e para a progressão da doença;

(ii) As CTC podem sobreviver à quimioterapia atual e podem indicar o fracasso das intervenções terapêuticas;

(iii) A análise das CTC pode, por conseguinte, influenciar potencialmente as alterações nas modalidades de tratamento,

por exemplo, com base na presença ou ausência de resposta da CTC em doentes com cancro em fase inicial (Mostert et al., 2009).

Os resultados combinados de 13 estudos mostram que 30% das mulheres com cancro da mama primário têm micrometástases (DTC) na sua MO, na ausência de qualquer evidência de propagação da doença. A sobrevivência a 10 anos destas mulheres positivas para CDT na MO foi muito inferior à das doentes sem CDT detectáveis (Braun et al., 2005).

Outro estudo indicou que as CTC positivas para o ARNm da citoqueratina têm valor prognóstico em doentes com cancro da mama em fase inicial que têm tumores com um perfil molecular de alto risco (triplo negativo) (Ignatiadis et al., 2007).

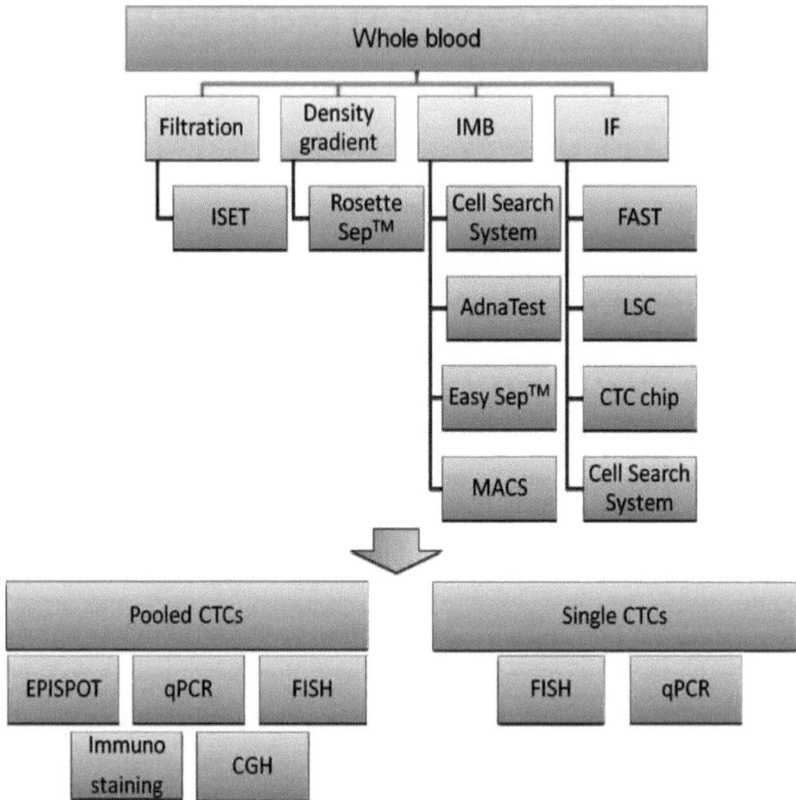

Figura 9: Vista geral dos diferentes métodos de enriquecimento e análise de CTCs. Para efetuar qualquer tipo de análise, as CTC têm de ser, numa primeira fase, enriquecidas a partir do sangue total. Podem ser seguidos diferentes protocolos baseados em filtração, gradiente de densidade ou esferas imunomagnéticas (IMB) para isolar estas células raras. As CTC podem depois ser processadas por RT-PCR ou PCR em tempo real para quantificação de mensageiros, por FISH e por CHG para análise da sequência e do número de aberrações cromossómicas, por imunocoloração para deteção de proteínas ou por EPISPOT para deteção de células viáveis. As CTC podem também ser analisadas individualmente por FISH ou por RT-PCR e PCR em tempo real, por exemplo, quando colocadas na lâmina AmpliGrid. Adaptado de (Paterlini-Brechot e Benali, 2007).

Sangue do doente CTC Isolamento de CTCs Aplicações

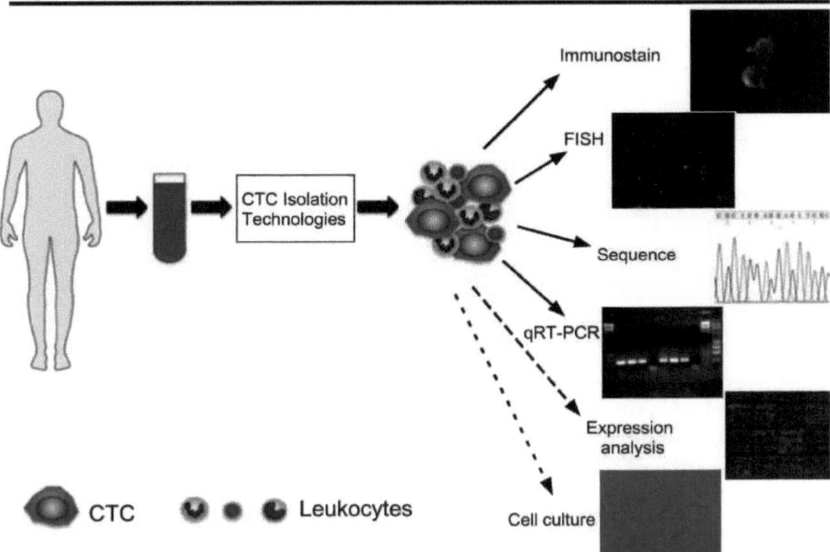

Figura 10: Ilustração das aplicações actuais e potenciais das tecnologias de CTC. O sangue periférico de um doente com cancro é recolhido e processado através de várias tecnologias de isolamento de CTC. As CTC são capturadas juntamente com leucócitos contaminantes. A imunocoloração para marcadores específicos e a FISH para amplificação e translocação genómica podem ser aplicadas às CTCs. O ADN ou ARN pode ser extraído das CTC e sujeito a sequenciação, RT-PCR quantitativo (qRT-PCR) e análise do perfil de expressão potencial. As células viáveis podem ser libertadas e propagadas em cultura celular (Gerges et al., 2010).

Nos cancros gastrointestinais (GI), em que a metástase para a MO é um acontecimento raro, a deteção de CTC pode tornar-se útil para prever o risco de disseminação do tumor para o fígado ou para o pulmão. Assim, a deteção da disseminação do cancro numa fase precoce pode ter um grande impacto na mortalidade por cancro, aplicando modalidades de tratamento adequadas antes do aparecimento de metástases clinicamente evidentes. Além disso, a deteção de CTC no sangue após a ressecção cirúrgica do tumor primário e a sua monitorização durante o acompanhamento de doentes com cancro pode ter valor clínico no que diz respeito à previsão precoce de recidiva, possivelmente uma estratégia vantajosa em comparação com a elevação dos marcadores tumorais séricos clássicos (Wulfing et al., 2006).

Por estas razões, o valor das medições repetidas de CTC em doentes durante o curso e após a conclusão da terapêutica está a ser investigado em vários ensaios clínicos em curso. Os resultados destes ensaios ajudarão a determinar se a diminuição da taxa de CTC está associada à resposta terapêutica e ao aumento da sobrevivência em doentes com carcinomas, à semelhança do valor da deteção de doença residual mínima em doentes com leucemia (Paterlini-Brechot e Benali, 2007).

Dada a necessidade de padronização de alto rendimento, a maioria destes estudos utilizou o ensaio de captura de esferas imunomagnéticas, que está disponível comercialmente. Em geral, estes estudos concluíram que a presença de CTC detectáveis no sangue constitui um fator de prognóstico independente em doentes com cancro da mama, da próstata e do cólon. Em doentes com cancro da mama metastático, contagens de CTC superiores a cinco CTC por 7,5 ml de sangue antes do início da terapêutica sistémica foram associadas a uma menor sobrevivência mediana livre de progressão e à sobrevivência global (Botteri et al., 2010).

Estudos adicionais alargaram estas análises à utilização de parâmetros moleculares, como a coloração HER2, e a doentes com cancro da mama localizado e invasivo a receber a chamada quimioterapia neoadjuvante (Pierga et al., 2008). No entanto, apesar de processarem até 50 ml de sangue, as CTC foram detectadas apenas em metade dos doentes, com o número de células HER2-positivas a variar entre uma e oito CTC por 50 ml. Assim, embora promissoras, estas abordagens sublinham a necessidade crítica de aumentar a sensibilidade na deteção de CTC para permitir aplicações clínicas. Tal como no caso do cancro da mama, foi comunicada uma correlação entre o número de CTC pré-tratamento e o prognóstico clínico em doentes com cancro colorrectal (Cohen et al., 2006) e cancro da próstata (Danila et al., 2007; de Bono et al., 2008; Okegawa et al., 2009).

Embora estes importantes estudos de prognóstico se tenham centrado na contagem de CTC utilizando a captura de esferas imunomagnéticas, outros correlacionaram os resultados dos doentes com a análise RT-PCR de fracções de células sanguíneas mononucleares não purificadas para testar a expressão de marcadores epiteliais, incluindo várias queratinas e EpCAM (Masuda et al., 2005 e Ignatiadis et al., 2007).

A quantificação da análise baseada em PCR da expressão de marcadores epiteliais sem purificação de CTC raras a partir do número maciço de leucócitos normais na circulação apresenta um problema técnico significativo, embora as tecnologias de sequenciação de nova geração possam ajudar a resolver este desafio no futuro (Scher et al., 2009). Qualquer que seja a técnica utilizada para medir as CTC, a maioria demonstrou que os números de CTC de base (ou seja, pré-tratamento) entre diferentes doentes com cancro não estão bem correlacionados com as medidas padrão da massa tumoral, incluindo o tamanho do tumor determinado radiograficamente por radiografia ou TAC (tomografia computorizada) ou marcadores de proteínas séricas, como os níveis de PSA no cancro da próstata (Budd et al., 2006).

Assim, o número de CTC no sangue não é simplesmente uma medida do volume do tumor, mas pode refletir caraterísticas biológicas adicionais, incluindo possivelmente a vascularização ou a invasividade do tumor, que podem ter contribuições prognósticas distintas (Stott et al., 2010).

8. ANÁLISE DOS CTCS NA MONITORIZAÇÃO DA RESPOSTA À TERAPÊUTICA

Enquanto potencial biópsia "virtual" com disponibilidade pré e pós-tratamento com fármacos, as caraterísticas moleculares das CTC foram utilizadas em vários estudos para servirem de biomarcadores preditivos e/ou para fornecerem dados farmacodinâmicos para informar sobre a terapêutica direcionada. Por exemplo, sendo um biomarcador preditivo para a terapêutica orientada para o HER2, a expressão do HER2 foi avaliada em doentes com cancro da mama avançado e os resultados mostraram que ocorreu uma mudança bidirecional no estado do HER2 entre o tumor primário e as CTC correspondentes, o que pode ajudar a identificar doentes adicionais que poderiam beneficiar de uma terapêutica orientada para o HER2 (Pestrin et al., 2009).

Este estudo implica que existem diferenças no perfil molecular entre o tumor primário e as CTC correspondentes e reflecte também as possibilidades de seleção clonal durante o tratamento. O fator de crescimento semelhante à insulina - IR (IGF-IR) está implicado na proliferação, angiogénese, apoptose e carcinogénese, representando assim uma abordagem terapêutica para a malignidade (Pollak et al., 2004).

Um estudo demonstrou que o IGF-IR é frequentemente expresso em CTC de doentes com tumores metastáticos, o que pode sugerir a relação entre a expressão do IGF-IR e um fenótipo de doença mais agressivo. Além disso, o estudo sugeriu uma potencial utilidade da contagem de CTC IGF-IR-positivas como marcador preditivo para a identificação de doentes que poderiam beneficiar de terapia anti-IGF-IR (de Bono et al., 2007).

Kallergi et al. investigaram o perfil de expressão de EGFR, HER2, PI3K e Akt em CTCs de doentes com cancro da mama. A expressão de EGFR e HER2 foi detectada numa subpopulação de CTCs. Mais importante ainda, o EGFR ativado e a ativação da via a jusante de PI3K/Akt também foram observados nas CTC, o que sugeriu que a ativação de PI3K/Akt impulsionada por EGFR ou HER2 pode estar envolvida na regulação do potencial maligno e metastático das CTC. Estas moléculas podem servir de alvos terapêuticos ou de biomarcadores farmacodinâmicos para terapêuticas baseadas em mecanismos (Kallergi et al., 2008). Do mesmo modo, as proteínas nucleares também foram exploradas como biomarcadores de PD (farmacodinâmica) nas CTC. A H2AX fosforilada (γH2AX) comunica danos por rutura da cadeia dupla do ADN; e os níveis nucleares DE γH2AX nas CTC de doentes após tratamento quimioterapêutico constituíram um biomarcador farmacodinâmico sensível que, potencialmente, pode permitir a monitorização longitudinal da resposta a um medicamento-alvo (Wang et al., 2010).

Embora os estudos de prognóstico se tenham centrado nos resultados clínicos dos doentes que apresentam contagens de CTC de base superiores ou inferiores a um limiar arbitrário, a correlação dos números de CTC ao longo do tempo com a resposta à terapêutica exige que o método de deteção de CTC seja suficientemente sensível para proporcionar uma gama dinâmica que possa ser seguida ao longo do tempo. Utilizando um dispositivo microfluídico de captura de CTC, foi demonstrado que o número de CTC em doentes com cancro do pulmão, da próstata e outros cancros diminuiu rapidamente após o início de uma quimioterapia eficaz, de uma terapia hormonal ou de uma inibição da quinase orientada (Nagrath et al., 2007; Maheswaran et al., 2008 e Stott et al., 2010, respetivamente).

Do mesmo modo, houve pouca correlação entre os diferentes doentes entre as contagens de CTC na linha de base e as medidas radiográficas do volume do tumor antes da terapêutica. No entanto, as alterações induzidas pelo tratamento no número de CTC em doentes individuais seguidos longitudinalmente estavam bem correlacionadas com medidas padrão de resposta tumoral, independentemente dos níveis de base. Também foram comunicadas alterações induzidas pelo tratamento no número de CTC em alguns cancros da mama iniciais tratados com terapia neoadjuvante utilizando citometria de varrimento a laser (Pachmann et al., 2005) e CellSearch (Pierga et al., 2008), em quimioterapia adjuvante utilizando OncoQuick (Muller et al., 2005) e em alguns cancros da mama e da próstata metastáticos utilizando o isolamento de esferas imunomagnéticas (Hayes et al., 2006 e Reid et al., 2010).

Eventualmente, as análises moleculares baseadas em CTC podem ter a vantagem adicional de demonstrar a inibição direta dos alvos dos medicamentos em células tumorais viáveis. Embora o teste de alterações induzidas pela quimioterapia no número de CTC possa fornecer informações sobre a eficácia do tratamento para cancros avançados, a monitorização do número de CTC após a ressecção cirúrgica curativa de cancros localizados pode identificar casos em risco de recorrência da doença. As medições de CTCs em doentes com cancro localizado têm sido limitadas e requerem ensaios sensíveis. Num estudo piloto de 19 doentes com cancro da próstata localizado, as CTC foram detectadas em oito casos (Stott et al., 2010).

Na maioria destes casos, as CTCs caíram para níveis indetectáveis no espaço de 24 horas após a ressecção cirúrgica, ao passo que, em alguns casos, foi evidente um declínio mais tardio após a cirurgia. Nenhum destes doentes desenvolveu uma recorrência num seguimento de 1 ano. Embora estes estudos sejam preliminares, levantam a possibilidade de os cancros localizados poderem invadir a vasculatura e libertar CTCs antes do estabelecimento de metástases, um conceito que oferece esperança para aplicações de deteção precoce do cancro. O significado prognóstico das CTCs libertadas por cancros localizados e a taxa do seu declínio após a ressecção cirúrgica continuam por determinar (Attard et al., 2009).

Fan et al., 2012, monitorizaram a dinâmica das CTC num modelo de tumor ortotópico transfectado de carcinoma hepatocelular metastático (CHC) utilizando a citometria de fluxo in vivo (IVFC). A abordagem IVFC apresentou uma sensibilidade 1,8 vezes superior à análise do sangue total por citometria de fluxo convencional e foi capaz de distinguir as alterações das CTC entre os modelos de tumor ortotópico e subcutâneo. Esta abordagem também foi capaz de investigar se a ressecção hepática promove ou restringe as metástases hematogénicas no CHC avançado. Tanto o número de CTCs como o de metástases precoces diminuíram significativamente após a ressecção do tumor. A ressecção também restringiu de forma proeminente as metástases hematogénicas e distantes. É importante salientar que o número de CTCs se correlacionou com o crescimento do tumor no modelo de tumor ortotópico, incluindo o número e a dimensão das metástases à distância. Quando combinada com modelos de tumores ortotópicos, a nova técnica de IVFC apresentada oferece a capacidade de elucidar os mecanismos que impulsionam as metástases hematogénicas e de monitorizar a eficácia da terapia do cancro.

9. PAPEL CLÍNICO DAS CTCS NO CANCRO DA MAMA METASTÁTICO

Apesar de um diagnóstico precoce e de um tratamento inicial adequado, a taxa de recorrência sistémica a longo prazo em doentes com cancro da mama ainda está estimada em 2030% (Early Breast Cancer Trialists' Collaborative Group, 2005). Uma vez que o cancro da mama metastático (CMM) continua a ser incurável, o principal objetivo da terapêutica nesta fase da doença é maximizar a qualidade de vida e melhorar a sobrevivência, prevenindo ou retardando a progressão do tumor e minimizando os efeitos secundários da terapêutica. Por conseguinte, é essencial desenvolver regimes de tratamento que sejam capazes de reduzir a carga tumoral, visando o local metastático. No entanto, a maioria das decisões terapêuticas no CMB continua a basear-se na biologia do tumor primário, apesar de a discrepância fenotípica e genotípica entre o tumor primário e as metástases sólidas ter sido relatada em vários estudos (Fehm et al., 2009, 2008; Solomayer et al., 2006; Banys et al., 2012; Krawczyk et al., 2009). As CTC podem ser detectadas no sangue periférico de 40-80% dos doentes com CMB e representam um fator de prognóstico negativo independente para a sobrevivência sem progressão (PFS) e a sobrevivência global (OS). Além disso, as alterações nos níveis de CTC parecem refletir a resposta à terapêutica neste coletivo (Budd et al., 2006; Hayes et al., 2006). Neste contexto, as CTC podem ser consideradas uma ferramenta não invasiva valiosa para caraterizar o estado e a biologia da doença metastática e uma alternativa interessante às biópsias em série das lesões metastáticas.

Valor prognóstico das CTC

A importância prognóstica das CTCs em MBC foi demonstrada pela primeira vez por Cristofanilli et al. em 2004 (Cristofanilli et al., 2004). Nesta análise prospetiva multicêntrica, os níveis de CTC foram estimados no sangue periférico (PB) de 177 doentes com CMB antes de iniciarem um novo regime de tratamento e na primeira consulta de acompanhamento e correlacionados com dados de sobrevivência. A deteção de pelo menos 5 CTCs versus menos de 5 CTCs/7,5 ml de PB foi associada a uma PFS e OS significativamente mais curtas (PFS mediana: 2,7 vs. 7,0 meses; OS: 10,1 vs. 18 meses) (Cristofanilli et al., 2004).

No ensaio subsequente de Hayes et al. (2006), foi efectuada uma análise em série dos níveis de CTC no mesmo grupo de doentes até 20 semanas de seguimento. O valor de corte de >5 CTCs/7,5 ml de PB manteve o seu elevado poder de prognóstico, pelo que o nível limiar de 5 CTCs em 7,5 ml de PB é utilizado para prever um resultado clínico bom ou mau em doentes com CMB. Além disso, uma série de estudos investigou se o valor prognóstico das CTC varia em doentes com CMB, dependendo do subtipo molecular do tumor primário. Curiosamente, um estudo retrospetivo de Giordano et al. (2012), que incluiu 517 doentes com CMB, não demonstrou qualquer significado prognóstico das CTC em doentes com lesão primária HER2-positiva tratados com terapêutica dirigida ao HER2.

Por conseguinte, pode colocar-se a hipótese de que os tratamentos selectivos anti-HER2 são capazes de eliminar as CTC do PB, reduzindo assim o seu valor prognóstico. Esta hipótese foi confirmada na análise prospetiva de 267 doentes com CMB efectuada por Pierga et al. (2012): todos os doentes que receberam terapia anti-HER2 tinham <5 CTCs/7,5 ml após três ciclos de tratamento. Em concordância, num grande estudo prospetivo multicêntrico de Wallwiener et al. (2013), no qual apenas 6,5% das doentes HER2-positivas foram tratadas com trastuzumab, foi demonstrada a importância prognóstica das CTC, independentemente do subtipo molecular do tumor primário.

Uma análise conjunta recente de 1944 doentes de 17 centros na Europa confirmou um valor prognóstico independente das CTCs em doentes com CMB no que diz respeito à PFS e OS com nível 1 de evidência (Bidard et al., 2014a, b). Curiosamente, a adição de marcadores séricos, como o antigénio carcinoembrionário e o antigénio do cancro 15-3, não melhorou o prognóstico neste grande grupo de doentes com cancro da mama metastático.

Monitorização da terapia

O padrão atual para a avaliação da resposta à terapêutica em doentes com CMB envolve exames clínicos em série, avaliação de marcadores tumorais no sangue periférico e imagiologia radiológica. No entanto, de acordo com vários estudos, os níveis de CTC parecem refletir adequadamente os efeitos do tratamento e podem servir como uma ferramenta valiosa para a monitorização da terapêutica (Hayes et al., 2006; Budd et al., 2006; Liu et al., 2009). No ensaio de Hayes et al., foi demonstrado que as alterações dinâmicas das CTC no decurso do tratamento se correlacionam com o resultado clínico: os doentes com uma diminuição das contagens de CTC apresentaram uma SLP e uma SO significativamente mais longas em comparação com os doentes com níveis de CTC persistentemente elevados (Hayes et al., 2006).

Além disso, o valor preditivo das CTCs em comparação com a imagiologia convencional no que respeita à resposta ao tratamento foi investigado por Budd et al. (2006). No seu estudo prospetivo multicêntrico em 138 doentes com CMB, a OS mediana de doentes com remissão radiológica e contagens persistentemente elevadas de CTC (>5 CTCs/7,5 ml PB) foi significativamente mais curta do que a de doentes com remissão radiológica e níveis baixos de CTC (<5 CTCs) (15,3 vs. 26,9 meses; p = 0,0389). Os doentes com progressão da doença avaliada por imagiologia radiológica e <5 CTCs no PB tiveram uma OS significativamente mais longa em comparação com os doentes com progressão radiológica e >5 CTCs no sangue periférico (19,9 vs. 6,4 meses; p = 0,0039).

Para além da imagiologia convencional, os exames FDG-PET/CT foram comparados com a dinâmica das CTC numa coorte de 115 doentes com CMB (De et al., 2009). A deteção de >5 CTCs durante a monitorização previu com precisão o prognóstico para além da resposta metabólica. Assim, as alterações no número de

CTC podem complementar a monitorização da terapia padrão com base em imagens radiológicas. A questão de saber se os doentes com MBC beneficiam de decisões de tratamento baseadas na dinâmica das CTC durante a terapêutica foi abordada num estudo aleatório de fase III iniciado pelo Southwest Oncology Group "SWOG S0500" (NCT00382018) (Smerage et al., 2014). Uma alteração precoce do regime de tratamento com base em níveis persistentemente elevados de CTC (>5/7,5 ml) após 3 semanas de quimioterapia de primeira linha não melhorou a OS em comparação com a mudança de terapêutica após evidência clínica de progressão da doença.

Além disso, os doentes que se mantiveram CTC-positivos (>5/7,5 ml PB) apesar da quimioterapia apresentaram uma OS mediana mais curta em comparação com os doentes com contagens de CTC inicialmente baixas (<5CTCs/7,5 m PB) e os doentes com diminuição de CTC após o primeiro ciclo de tratamento (13 meses vs. 35 meses e 23 meses, respetivamente) (Smerage et al., 2014). Assim, a persistência de CTCs pode identificar um grupo de doentes que não responde à quimioterapia e requer abordagens de tratamento alternativas. O ensaio CirCe01 (NCT01349842) aborda a mesma questão: se os doentes com CMB com resposta insuficiente de CTC após o primeiro ciclo de quimioterapia beneficiam de uma mudança precoce para outro regime (Helissey et al., 2015).

Um ensaio STIC CTC METABREAST em curso (NCT01710605) foi concebido para investigar se os doentes de alto risco com níveis elevados de CTC na linha de base podem beneficiar de regimes terapêuticos mais agressivos: os doentes com MBC com receptores hormonais positivos serão aleatorizados entre a escolha do médico e a escolha orientada pela contagem de CTC (Bidard et al.,2013a). No grupo CTC, os pacientes com pelo menos 5 CTCs/7,5 ml PB receberão quimioterapia, enquanto os pacientes com menos de 5CTCs/7,5 ml PB serão tratados apenas com terapia endócrina.

O ensaio alemão DETECT V CHEVENDO (NCT02344472) avaliará a dinâmica das CTC sob terapia dupla anti-HER2 (trastuzumab e per-tuzumab) combinada com quimioterapia ou terapia endócrina. Para além das medições seriadas de CTC, os marcadores tumorais séricos e o ADN tumoral circulante têm sido investigados para a monitorização da terapia em doentes com cancro da mama (Fehm e Banys, 2011; Dawson et al., 2013a). Recentemente, Dawson et al. (2013a,b) avaliaram a utilização de vários biomarcadores em 30 mulheres com CB metastático submetidas a tratamento sistémico. Tanto os níveis crescentes de ADN tumoral circulante como de CTCs foram significativamente associados a uma redução da sobrevivência global. Em contraste, a dinâmica do CA 15-3 não foi prognóstica nesta série de pacientes.

Deteção de CTC como "biópsia líquida" do cancro da mama metastático

De acordo com numerosos estudos, o fenótipo e o genótipo do tumor primário, das células tumorais isoladas em locais de origem secundários e da lesão metastática podem ser diferentes (Fehm et al., 2009, 2008; Solomayeret al., 2006; Banys et al., 2012; Krawczyk et al., 2009). Além disso, o perfil de expressão do cancro da mama pode mudar durante a progressão da doença (Meng et al., 2004). Assim, o fenótipo do tumor primário pode não refletir o da lesão metastática, especialmente no que diz respeito ao estado do recetor hormonal e ao estado do HER2.

Por conseguinte, a avaliação das caraterísticas das células tumorais através da deteção e caraterização de CTCs no PB como uma "biópsia líquida" pode representar uma alternativa simples e não invasiva às biópsias em série de locais metastáticos (Alix-Panabieres e Pantel, 2013). Esta abordagem é, por exemplo, utilizada pelo AdnaTest, que combina o enriquecimento imunomagnético de CTCs EpCAM-positivas e a caraterização de células utilizando HER2 e Muc1 (Fehm et al., 2009).

Outras abordagens para detetar CTCs permitem a subsequente caraterização ao nível de uma única célula. Para além da tecnologia comum de micromanipulação para isolar CTCs individuais, outras abordagens utilizaram com sucesso a citometria de fluxo (Neves et al., 2014) ou a matriz DEP. A caraterização das CTCs a nível de célula única pode ser conseguida analisando a expressão de marcadores únicos a nível proteico. Para além dos marcadores clássicos como HER2 e ER (Riethdorf et al., 2010; Paoletti et al., 2015), podem ser analisados marcadores relacionados com a EMT ou marcadores para investigar o carácter de células estaminais das CTC (Krawczyk et al., 2014).A análise molecular das CTC a nível de célula única para detetar mutações ou aberrações cromossómicas é possível utilizando a amplificação do genoma completo (Neves et al., 2014; Polzer et al., 2014). A análise subsequente pode detetar mutações pontuais utilizando a sequenciação Sanger (Polzer et al., 2014) ou a análise SNaPshot (Schneck et al., 2013).

A hibridação comparativa do genoma (array cGH) pode detetar aberrações cromossómicas nas CTC (Neves et al., 2014; Polzer et al., 2014); as variações do número de cópias também podem ser detectadas utilizando qPCR. A caraterização de CTCs ao nível de uma única célula também é possível ao nível do transcriptoma, o que foi demonstrado utilizando RT-PCR (Powell et al., 2012), sequenciação de ARN (Cann et al., 2012) ou hibridização in situ de ARN (Yu et al., 2013). O cultivo de CTCs é outra abordagem para analisar individualmente a suscetibilidade a fármacos (Yu et al., 2014) e para prever a resposta à terapêutica (Khoo et al., 2015). Uma vez que a enumeração de CTCs pode revelar-se de relevância prognóstica e, por conseguinte, assemelha-se ao estado atual da relevância clínica das CTCs, a caraterização das CTCs assemelha-se ao seu possível futuro.

Atualmente, está a ser desenvolvida uma enorme variedade de tecnologias para responder a questões prementes e identificar marcadores substitutos para a previsão e monitorização da terapêutica. No estudo de Fehm et al. (2010), o estado HER2 das CTCs em 254 doentes com CMB foi determinado no momento do diagnóstico ou da progressão da doença. Neste estudo prospetivo e multicêntrico, as CTC HER2-positivas foram detectadas em 32% dos doentes HER2-negativos (Fehm et al., 2010).

De igual modo, uma análise retrospetiva recentemente publicada por Wallwiener et al. (2015) em 107 doentes com CMB mostrou uma discrepância global de 31% entre as CTC e o tumor primário e de 26% entre as CTC e as metástases no que respeita ao estado do HER2. Além disso, de acordo com pequenos estudos experimentais, o tratamento anti-HER2 pode contribuir para a erradicação de células tumorais persistentes em doentes com CB (Rack et al., 2012; Bozionellou et al., 2004; Bernhard et al., 2008). A terapêutica dirigida ao HER2 pode eliminar CTCs

HER2-positivas no CMB, independentemente do estatuto HER2 do tumor primário (Agelaki et al., 2015).

Pestrin et al. (2012) rastrearam 139 doentes com CMB HER2-negativo e encontraram CTC HER2-positivas em sete doentes (5%). A questão de saber se os doentes com CMB beneficiam clinicamente do tratamento sistémico dirigido às CTC está atualmente a ser abordada no ensaio DETECT III (NCT01619111). Este estudo prospetivo e aleatório analisa a eficácia da terapia HER2-orientada com lapatinib em doentes com CMB com CTCs HER2-positivas apesar do tumor primário HER2-negativo (Bidard et al., 2013a). Em doentes com CTC HER2-negativas e MBC de tipo luminal, a influência do everolimus em combinação com agentes endócrinos oreribulina nas CTC será investigada no ensaio DETECT IVa/b (NCT02035813) (Melcher et al., 2014).

10. PAPEL CLÍNICO DOS CTCS NO CANCRO DA MAMA INICIAL

Valor prognóstico das CTC

Uma proporção significativa de doentes adequadamente tratados com baixa carga tumoral sofre uma recaída; nestes doentes, são necessárias novas ferramentas de diagnóstico para avaliar o prognóstico. Os números de CTC estão correlacionados com o resultado clínico no cancro da mama metastático e foram lançados numerosos ensaios para abordar esta questão no cancro da mama inicial. Até à data, o maior estudo foi conduzido pelo grupo de estudo alemão SUC-CESS (EUDRA-CT No. 2005000490-21, NCT02181101). Resumidamente, foram examinados aspirados de sangue de mais de 2000 doentes com cancro da mama precoce de risco médio a elevado antes da quimioterapia e quase 1500 doentes após a quimioterapia (Rack et al., 2014). 21,5% dos doentes antes da quimioterapia tinham CTC no seu sangue periférico. Estes doentes tinham uma sobrevivência global e livre de doença significativamente mais curta.

Além disso, Rack et al. testaram vários valores de corte relativamente à relevância prognóstica (0 vs. >1; 0-1 vs. >2; 0-4 vs. >5 CTCs em 30 ml de PB). Para todos os valores de corte, foi confirmado um impacto estatisticamente significativo no resultado clínico. Os doentes com CM com >5 CTCs apresentavam um risco mais elevado de recaída. Até à data, quase todos os ensaios relataram uma correlação entre a deteção de CTC e a sobrevivência. Curiosamente, tem-se postulado que esta associação pode estar limitada aos primeiros anos após o diagnóstico. No ensaio REMAGUS02, o impacto prognóstico da presença de CTC foi dependente do tempo: A positividade das CTC foi preditiva da sobrevivência principalmente durante os primeiros 36 e 48 meses de seguimento (Bidard et al., 2013b).

Até estarem disponíveis os resultados do ensaio SUCCESS com um seguimento mais longo, esta questão permanece por esclarecer. Janni et al. (2013) confirmaram, numa análise conjunta de dados de 3172 doentes com cancro da mama precoce de cinco instituições, que a presença de CTCs no sangue periférico é um preditor independente de uma sobrevivência global e livre de doença reduzida. Hipoteticamente, os padrões de disseminação das células tumorais podem diferir consoante as caraterísticas moleculares da doença. Rack et al. registaram uma prevalência semelhante de CTCs entre doentes com diferentes subtipos de tumor, ou seja, luminal, basal-like e HER2-positivo (Racket al., 2014).

Ainda não foi esclarecido se o valor prognóstico da presença de CTC no CB inicial se limita a um subtipo molecular específico. No ensaio SUCCESS, o maior estudo coletivo analisado até à data, a positividade das CTC foi relevante em termos de prognóstico apenas no grupo de doentes com tumores positivos para receptores hormonais. No entanto, este facto pode dever-se ao tamanho da amostra, uma vez que a grande maioria dos doentes tinha subtipo luminal e a associação entre a deteção de CTC e o resultado clínico pode não ter atingido o poder estatístico em subgrupos mais pequenos, por exemplo, com tumores HER2-positivos e triplo-negativos (Rack et al., 2014). Contrariamente a estes resultados, Ignatiadis et al. (2007) examinaram amostras de sangue de 444 doentes com CB não-metastático e não encontraram qualquer associação entre a presença de CTC e o prognóstico em doentes com tumores luminais, enquanto o estado das CTC foi altamente preditivo da sobrevivência no subtipo triplo-negativo e HER2.

No grupo de doentes com cancro da mama inflamatório, as CTC foram recentemente confirmadas como um forte fator de prognóstico independente por dois estudos (Pierga et al., 2015; Mego et al., 2015). A obtenção de uma remissão patológica completa e o estado negativo das CTC foram associados a uma SLD mais longa (Pierga et al., 2015). Os doentes sem CTCs detectadas na linha de base e com remissão completa patológica apresentaram uma SLD a 3 anos de 95%.

Monitorização da terapia

Estudos baseados na medula óssea sobre a doença residual mínima mostraram que os doentes com CB com células tumorais disseminadas persistentes após a conclusão do tratamento citotóxico adjuvante têm um risco de recaída mais elevado do que os doentes que permaneceram DTC negativos ou eliminaram as DTC da medula óssea (Janni et al., 2011). Cada vez mais evidências sugerem que a persistência de CTC também afecta a sobrevivência. Racket al. analisaram 1493 doentes com CM de risco médio a elevado e encontraram uma correlação significativa entre a presença de CTC persistentes e a sobrevivência global e livre de recidiva (Rack et al., 2014).

Num estudo mais pequeno centrado no SB triplo-negativo, a persistência de CTC foi um preditor independente de um pior resultado clínico (Hall et al., 2015). Este facto contrasta com outros estudos com um seguimento mais longo (Bidard et al., 2013b). Curiosamente, em estudos neoadjuvantes, as alterações nas CTC geralmente não se correlacionam com a resposta do tumor à quimioterapia. No ensaio REMAGUS02, foram analisadas amostras de sangue de 85 doentes após quimioterapia pré-operatória (Pierga et al., 2008).

Na análise de sobrevivência após 36 meses, Bidard et al. (2010) relataram uma tendência para uma pior sobrevivência livre de metástases à distância ($p = 0,07$) e OS ($p = 0,09$) em doentes com CTCs persistentes após quimioterapia neoadjuvante. No entanto, não foi encontrada qualquer correlação entre a persistência de CTC e o resultado clínico após um seguimento mais longo de 70 meses (Bidard et al., 2013b). Nem a presença de CTC persistentes após a quimioterapia nem as alterações no estado das CTC foram associadas à resposta patológica completa (Pierga et al., 2008). Foram obtidos resultados semelhantes no ensaio GeparQuattro (Riethdorf et al., 2010).

Neste estudo, nem a deteção de CTC antes nem depois da quimioterapia neoadjuvante foi preditiva da resposta patológica do tumor primário. Após a quimioterapia neoadjuvante, a resposta patológica completa é o fator de prognóstico mais importante. No caso do tratamento adjuvante, não existem ferramentas de monitorização da terapêutica estabelecidas. Os dados sobre o valor das CTCs para a monitorização do tratamento adjuvante são inconclusivos.

Xenidis et al. (2013) avaliaram 237 doentes com CTC positivas antes do início do tratamento adjuvante à base de taxano ou sem taxano. Após um seguimento médio de 71 meses, os doentes tratados com um regime à base de taxano apresentaram uma SLD mais favorável do que os do grupo sem taxano. O benefício de sobrevivência no grupo com taxano reflectiu-se numa mudança para o estado CTC negativo. 50% dos doentes no grupo com taxano tornaram-se CTC negativos durante a terapêutica, em comparação com 33% no subgrupo sem taxano.

Seleção do tratamento com base nas CTCs

No cancro da mama inicial, a indicação e a escolha do tratamento adjuvante baseiam-se nas propriedades do tumor primário. No entanto, as caraterísticas moleculares da doença residual mínima podem diferir das do tumor. Anteriormente, relatámos uma discordância entre os CDT na medula óssea e o tumor primário no que diz respeito ao estado do recetor de estrogénio e colocámos a hipótese de a perda de ER poder contribuir para a resistência endócrina da doença (Fehm et al., 2008). Estão disponíveis dados semelhantes para outro marcador preditivo, o HER2. Tanto as CTCs no sangue como os DTCs na medula óssea podem ser HER2-positivos apesar de o tumor primário ser HER2-negativo (Fehm et al., 2009; Riethdorf et al.,2010; Krawczyk et al., 2009).

Riethdorf et al. (2010) demonstraram que 19% dos doentes com tumores HER2- negativos apresentam CTCs HER2-positivas no sangue periférico. Estes doentes não são elegíveis para tratamento direcionado anti-HER2, o que pode resultar numa subterapêutica e num maior risco de recaída. Curiosamente, Rack et al. (2012) demonstraram que o trastuzumab administrado como tratamento adjuvante secundário pode eliminar as células tumorais HER2-positivas da medula óssea de doentes com tumor primário HER2-negativo. Esta abordagem terapêutica está atualmente a ser avaliada no ensaio TREATCTC (NCT01548677): doentes com tumor HER2-negativo e CTCs persistentes após quimioterapia (neo) adjuvante receberão trastuzumab durante 18 semanas. A resposta ao tratamento será avaliada através de medições seriadas de CTC. No entanto, neste ensaio, o tratamento baseia-se na presença de CTCs e não no seu estatuto HER2.

11. OS CTCS COMO FACTORES DE PREVISÃO DA SOBREVIVÊNCIA EM DOENÇAS MALIGNAS NÃO-CNS

Em 2007, a American Society of Clinical Oncology emitiu diretrizes de tratamento que não recomendavam a deteção de rotina de CTC em doentes com cancro da mama, em parte devido à falta de provas quanto à sua utilidade prognóstica (Harris et al., 2007). No entanto, surgiram desde então numerosas publicações, incluindo meta-análises, que poderão ser abordadas em diretrizes actualizadas. Na sequência de um recente estudo multicêntrico internacional, existem agora provas substanciais de que a deteção de cinco ou mais CTC no sangue de doentes com cancro da mama conduz a uma diminuição da OS e da PFS em diferentes fases do seguimento (Bidard et al., 2014).

Uma meta-análise recente efectuada por Zhang et al. concluiu que o enriquecimento Cell Search® combinado com RT-PCR era superior na previsão da PFS, enquanto a previsão da OS era semelhante independentemente dos métodos utilizados (Zhang et al., 2012). A previsão da OS foi mais significativa quando as CTCs foram medidas na linha de base do cancro em comparação com outras fases da doença (Zhang et al., 2012). As CTCs foram encontradas em doentes em todos os estádios clínicos, incluindo doentes com doença operável T1 e T2, independentemente do estádio do tumor, grau, nódulo linfático ou estado do recetor (Krishnamurthy et al., 2010). Alguns autores sugeriram que uma única CTC detectada acarreta um maior risco de progressão da doença no cancro da mama quimiossensível não metastático (Lucci et al., 2012) e localmente avançado (Pierga et al.2008). Além disso, num estudo relacionado realizado por Pierga et al., foi demonstrado um significado preditivo mesmo quando detectadas a uma taxa de _1 CTCs (Pierga et al.2013). Atualmente, os ensaios em curso centram-se em fases específicas do tratamento e analisam métodos de deteção de CTC no cancro da mama metastático (CTC-EMT, CTC-CEC-AND), fornecem informações sobre aspectos clínicos relacionados com a relação custo-eficácia (STICCTC) e avaliam os doentes em pontos clínicos específicos, fornecendo informações sobre o prognóstico e a orientação do tratamento (Detect III, CirCe01, TreatCTC, COMETIP2) (McInnes et al., 2015).

Nos cancros agressivos triplo-negativos, a medição das CTC na linha de base e no início do seguimento identifica grupos de doentes com maior quimiorresistência tumoral (TBCRC019) (Paoletti et al., 2015). O ensaio LANDSCAPE investigou doentes com doença metastática para o cérebro, comparando os níveis de CTC antes do tratamento e após lapatinib e capecitabina às 3 semanas em tumores Her2 positivos (Pierga et al.2013). Os resultados foram comparados com os níveis de biomarcadores solúveis no soro. Os autores descobriram que as CTCs predizem a resposta ao tratamento com maior precisão, evitando o pico de biomarcadores pós-tratamento (Pierga et al.2013). Curiosamente, as CTC ocorreram com menos frequência em doentes com metástases cerebrais isoladas, presumivelmente devido às propriedades da barreira hemato-encefálica (Pierga et al.2013& Paoletti et al., 2015).

As células metastáticas do cancro da mama expressam EpCAM de forma variável, mas podem ter um fenótipo mais distinto HER2+/EGFR+/HPSE+/Notch1+ (Zhang et al., 2013). Um marcador adicional potencialmente útil, a aldeído desidrogenase1

(ALDH1), uma vez que as células que não possuem esta enzima são incapazes de formar tumores (Charafe-Jauffret et al., 2010). A seguir à mama, as CTCs têm sido habitualmente utilizadas no carcinoma da próstata, tendo-se verificado que o mesmo ponto de corte de cinco ou mais CTCs se correlaciona significativamente com o prognóstico (Amato et al., 2013). O valor preditivo das CTC foi descrito no cancro da próstata resistente à castração após os níveis séricos do antigénio específico da próstata (PSA) e da lactato desidrogenase (LDH) (Scher et al., 2009). Embora o sistema Cell Search ® pareça ser o método de escolha no cancro da próstata, poderão ser necessários marcadores mais específicos, como a caderina-11, que é expressa não só nas células da próstata e nos osteoblastos, mas também nas células do cancro da próstata que apresentam EMT (Miyamoto et al., 2014). As CTC do cancro colorrectal atravessam a circulação portal e uma parte das células é filtrada pelo fígado (Deneve et al., 2013). No cancro colorrectal, tem sido habitualmente utilizado um valor de 3 CTCs ou superior (Cohen et al., 2009).

Um grande estudo realizado nos EUA demonstrou um efeito prognóstico independente das contagens de CTC, independentemente dos níveis séricos de antigénio carcinoembriónico (CEA) (Aggarwal et al., 2013). No entanto, a medição das CTC antes da ressecção de metástases hepáticas não parece mostrar um efeito prognóstico (Lalmahomed et al., 2015). Foi demonstrado que as CTCs colorrectais apresentam um estado dos genes KRAS e BRAF semelhante ao do tumor primário, com uma concordância de 68-100% (Mostert et al., 2013). Este facto pode permitir a identificação de doentes com maior probabilidade de serem resistentes aos inibidores do EGFR, mas são necessários métodos de enriquecimento mais eficazes para evitar resultados de mutação falsos negativos (Mostert et al., 2013). Surgiram vários estudos que confirmaram a presença de CTCs tanto em carcinomas pulmonares de células pequenas como em carcinomas pulmonares de células não pequenas.

Hou et al. descobriram que 85% dos doentes com cancro confirmado tinham células circulantes detectáveis na linha de base (Hou et al., 2012). Estes autores também conceberam um método personalizado para estabelecer o melhor ponto de corte preditivo de CTC, argumentando que os valores devem variar de acordo com as propriedades biológicas individuais dos cancros (Hou et al., 2012). As CTC do cancro do pulmão também se revelaram adequadas para a análise do estado do recetor EGFR (Maheswaran et al., 2008). Até à data, as CTCs foram também confirmadas em carcinomas do ovário, esófago, urotelial, pancreático, cabeça e pescoço (Aktas et al., 2011, Reeh et al., 2015, Gallagher et al., 2008, Gomer et al., 2015 & Grisanti et al., 2014) utilizando uma mistura da plataforma Cell Search® emparelhada com PCR ou tecnologias microfluídicas. Os limiares de CTCs variam entre 1 e 5 CTCs como ponto de corte, mas os estudos são realizados em pequenos grupos e requerem validação.

12. VALOR POTENCIAL DOS CTCS NOS TUMORES MALIGNOS DO SNC

Apesar de as metástases sistémicas serem raras no GBM, alguns estudos recentes isolaram com êxito CTCs do sangue periférico de GBM e de gliomas difusos adultos, tanto primários como recorrentes, o que poderá ter um grande potencial para a monitorização da doença e para orientar o tratamento. Uma questão fundamental é encontrar um biomarcador do SNC adequado para identificar as CTCs, uma vez que os tumores malignos do SNC não expressam EpCAM, ao contrário de muitos tumores malignos epiteliais, que normalmente metastizam (Mourad et al., 2005). Num grande estudo realizado por Muller et al., as CTC foram identificadas em 29/141 (20,6%) dos doentes com GBM utilizando métodos de separação física (Ficollgradient) seguidos de imunocoloração para a proteína ácida fibrilar glial (GFAP) (Muller et al., 2014). Neste caso, a utilização de GFAP para a identificação de CTC foi apoiada pela sua ausência em participantes de controlo e pela presença de amplificações de EGFR nas células tumorais isoladas utilizando GFAP (Muller et al., 2014).

A mobilização de CTCs para o sangue periférico, que ainda mantém a amplificação do EGFR, apoia a hipótese de que estas mantêm de facto o potencial de crescimento (Muller et al., 2014). Além disso, autores do Massachusetts Institute of Technology publicaram recentemente um conjunto de biomarcadores encontrados nas CTCs com a utilização de um CTC-iChip® (Sullivan et al., 2014). O painel STEAM era constituído pela região de determinação do sexo Y-box 2 (SOX2), tubulina beta-3, EGFR, A2B5 e c-Met e foi encontrado especificamente em células de glioma de alto grau (Sullivan et al., 2014). Verificou-se que as células tumorais de glioma circulantes abrigam SERPINE1, TGFB1, TGFBR2 e vimentina elevados, que estão associados a um fenótipo mesenquimal agressivo (Sullivan et al., 2014). Os autores sugerem que pode haver um subconjunto de células mesenquimais presentes no GBM disseminado que têm a capacidade de invadir o sistema vascular e proliferar fora do cérebro como lesões sistémicas (Sullivan et al., 2014).

Uma abordagem interessante utilizada no estudo piloto por MacArthur et al. identificou CTCs com uma sonda adenoviral responsiva à telomerase que consistia na cassete de expressão para a proteína fluorescente verde (GFP), bem como no promotor hTERT que conduz a expressão de E1A e E1B para a replicação viral e amplificação do sinal GFP que pode detetar o aumento da atividade da telomerase nas CTCs após a separação física com tubos OncoQuick (Macarthur et al., 2014). Isto foi combinado com imunofluorescência para GFAP e nestina, que ajudou a delinear a origem glial das CTC (Macarthur et al., 2014).

O estudo MacArthur identificou células de glioma circulantes em 8 de 11 (72%) pacientes com glioma de alto grau pré-radioterapia, em comparação com 1 de 8 (12%) na coorte pós-radioterapia, demonstrando a capacidade da biópsia líquida para identificar pacientes em risco de recorrência/com cargas tumorais elevadas

(Macarthur et al., 2014). Existe ainda o potencial da utilização de CTCs na identificação de doentes com um fenómeno conhecido como pseudoprogressão - quando as caraterísticas radiológicas imitam a recorrência tumoral - mas, na verdade, o tumor pode estar a sofrer uma alteração inflamatória não maligna (Kros et al., 2014). O líquido cefalorraquidiano (LCR) é também uma fonte potencial de biomarcadores de CTCs de glioma; no entanto, este facto ainda não foi avaliado na literatura até à data (Schuhmann et al., 2010 & Khwaja et al., 2007).

13. DESAFIOS E DIRECÇÕES FUTURAS

Esta revisão resume os métodos de deteção de CTC e as suas possíveis aplicações futuras, mas subsistem muitos desafios, incluindo a necessidade de melhorar a especificidade, a sensibilidade e a reprodutibilidade das tecnologias actuais. Por exemplo, as CTC não são detectadas em 10-50% das amostras de sangue periférico de doentes com cancro metastático. Se este facto se dever a limitações técnicas, o advento de tecnologias mais sensíveis e específicas poderá resolver este problema (Pantel et al., 2009).

Para ultrapassar algumas destas limitações técnicas, é necessário um controlo de qualidade em todas as fases, bem como uma melhor normalização no que diz respeito ao momento da colheita de amostras numa determinada coorte de doentes, ao número de amostras necessárias para detetar CTC de forma fiável (pode ser: simples, duplicado ou mesmo triplicado) e ao tipo de teste realizado para a deteção de CTC. Outros métodos estão a ser investigados e podem proporcionar novos avanços na sensibilidade e especificidade da deteção de CTC. A desregulação dos microRNAs (miRNAs) é frequente em muitos tumores e tem sido sugerido que desempenha um papel na progressão dos tumores. Num estudo de fase I recentemente lançado, foram utilizados dados bioinformáticos para identificar um conjunto de miRNAs altamente expressos no cancro da mama, mas também ausentes em amostras de sangue normais (Yu et al., 2011).

Está em curso uma investigação para determinar o potencial destes miRNAs como marcadores de deteção de CTC. Os marcadores epigenéticos específicos do tumor, incluindo os perfis de metilação, são ainda outros marcadores que estão a ser investigados para a deteção de CTC. As alterações do ADN, como a instabilidade de microssatélites, as mutações em genes supressores de tumores ou proto-oncogenes e as sequências de vírus oncogénicos são potenciais marcadores de CTC que poderão ser utilizados de forma fiável, reprodutível e acessível num futuro próximo (Powell et al., 2012).

Outras questões fundamentais incluem a heterogeneidade das populações de CTC, a deteção de CTC com capacidade de iniciação de tumores, bem como caraterísticas de crescimento e dormência de DTC em locais metastáticos. O papel emergente do contexto genético inerente ao hospedeiro na disseminação e estabelecimento das CTC também tem de ser tido em consideração. Para além das CTC, outras células podem revelar-se clinicamente informativas. Estas podem incluir células endoteliais circulantes, células progenitoras endoteliais, bem como microvesículas circulantes e micropartículas procoagulantes provenientes de várias células (Bertolini et al., 2009).

A deteção destas entidades circulantes pode apresentar desafios semelhantes aos das CTC, mas também oportunidades semelhantes, e, em conjunto, estes esforços podem abrir novas formas de gerir a progressão precoce, as metástases e as recaídas de diferentes doenças malignas humanas (Lianidou e Markou (2011).

14. CONCLUSÕES

As CTC têm de ser detectadas num contexto de grande número de células sanguíneas. Por conseguinte, os desafios na deteção e enriquecimento das CTC devem-se principalmente a esta baixa frequência e à heterogeneidade das CTC, que está diretamente relacionada com a heterogeneidade do tumor primário. As tecnologias actuais respondem a estes dois desafios. Para além da enumeração das CTC, cuja clara relevância prognóstica foi demonstrada em vários estudos clínicos, a caraterização das CTC e, por conseguinte, a identificação de marcadores substitutos para a previsão e monitorização da terapêutica, tem estado no centro das atenções da investigação atual.

A caraterização a nível de célula única é o meio de eleição para aumentar a quantidade de informação que pode ser obtida a partir de uma única biopsia líquida. Para se assemelhar à heterogeneidade do tumor primário, a quantidade de células individuais analisadas tem de ser aumentada. O percurso da amostra para a informação contém as etapas individuais de enriquecimento, isolamento e caraterização das CTC.

Para além da recolha "clássica" de uma amostra de sangue, existem novos métodos para aumentar o volume de sangue a analisar. A leucaferese diagnóstica utiliza condições de leucaferese padrão para a separação extracorporal de células mononucleares, aumentando assim o volume de sangue periférico analisado e, consequentemente, o número de CTC. A identificação e a caraterização das CTC podem ser efectuadas de acordo com procedimentos padrão. Outra tecnologia inovadora para aumentar o volume de sangue analisado é um fio médico ativado por anticorpos EpCAM (molécula de adesão de células epiteliais) (CellCollectorTM) que permanece nas veias cubitais dos pacientes durante 30 minutos.

Devido à heterogeneidade das CTCs e, por conseguinte, à falta de um marcador universal de células tumorais, o enriquecimento e o isolamento das CTCs são frequentemente combinados. Existem diferentes abordagens para enriquecer as CTC, que podem ser divididas, grosso modo, em tecnologias independentes de marcadores que utilizam caraterísticas morfológicas das células, como o tamanho ou a densidade, e tecnologias dependentes de marcadores que utilizam caraterísticas imunológicas, como a expressão de determinados marcadores epiteliais ou mesenquimais. As tecnologias independentes de marcadores para enriquecer CTC baseiam-se principalmente no tamanho (filtração, por exemplo, ISET®, Parsortix, ScreenCell®), na densidade das CTC (Ficoll, por exemplo, OncoQuickTM) ou nas caraterísticas microfluídicas das CTC (por exemplo, DFF-chip, JETTATM). Uma posição excecional nas diferentes tecnologias de enriquecimento de CTCs é ocupada pelo CTC iChip, que combina a triagem hidrodinâmica de células e a seleção baseada em EpCAM ou depleção negativa. As tecnologias dependentes de marcadores baseiam-se na deteção de antigénios para distinguir entre células sanguíneas e CTC. Todas as tecnologias dependentes de marcadores beneficiam da sua especificidade. Por outro lado, esta especificidade inclui a desvantagem de enriquecer e isolar subpopulações de CTC. Por exemplo, as células em transição epitelial-mesenquimal (EMT) podem eventualmente não ser detectadas. Durante este processo, que é considerado um passo importante na cascata metastática, as células alteram o seu fenótipo, perdendo caraterísticas epiteliais e ganhando caraterísticas mesenquimatosas.

A maioria das tecnologias dependentes de etiquetas para enriquecimento de CTC baseia-se atualmente na deteção de EpCAM. O atual "gold standard" e único sistema aprovado pela FDA (Food and Drug Administration) é o sistema CellSearch®. O CellSearch System combina o enriquecimento semiautomático de células EpCAM-positivas com nanopartículas magnéticas e a caraterização das CTC, que é possível através da coloração imunofluorescente das citoqueratinas 8, 18 e 19, bem como do CD45 para excluir leucócitos e do DAPI para corar núcleos. Outras tecnologias dependentes de marcadores que utilizam a deteção de EpCAM baseiam-se em esferas imunomagnéticas (por exemplo, Adnagen, Isoflux, MACS) e microfluídicas (por exemplo, chip CTC/Herringbone). Uma vez que as técnicas de deteção actuais não distinguem entre células tumorais viáveis e apoptóticas, o ensaio ELISPOT pode ser aplicado para detetar proteínas segregadas por células cancerosas epiteliais individuais.

A avaliação das CTCs no sangue periférico de doentes com cancro da mama é muito promissora e muitas aplicações clínicas estão atualmente a ser testadas. Para além do valor prognóstico no cancro da mama inicial e metastático, a caraterização das CTC pode contribuir para uma melhor compreensão da cascata metastática. A avaliação de potenciais alvos terapêuticos nas CTC abre novas perspectivas para melhorar as abordagens de tratamento individualizado. Neste contexto, foram lançados ensaios clínicos que investigam as opções terapêuticas com base na presença e no fenótipo das CTC. Hipoteticamente, no cancro da mama precoce, a deteção de CTC persistentes pode ajudar a identificar as doentes que necessitam de uma terapia adjuvante secundária, enquanto no contexto metastático a avaliação em série de CTC pode servir como uma biópsia líquida da doença. A questão de saber se outros biomarcadores, como o ADN circulante, podem complementar o diagnóstico de CTC, continua por esclarecer em estudos futuros.

Também a deteção de CTC através das chamadas "biópsias líquidas" tem um enorme potencial clínico nos tumores malignos do SNC e requer investigação adicional urgente. Até à data, os estudos em doenças malignas não relacionadas com o SNC, em especial no cancro da mama, mostram uma reprodutibilidade crescente dos métodos de deteção destas células tumorais raras na circulação.

No entanto, nenhum método recebeu ainda uma recomendação completa para utilização na prática clínica, em parte devido à falta de uma base de provas suficiente relativamente à sua utilidade clínica. Nos tumores malignos do SNC, um dos principais desafios é encontrar um biomarcador adequado para a identificação destas células, uma vez que os sistemas automatizados, como o sistema Cell Search, amplamente utilizado, dependem de marcadores, como o EpCAM, que não estão presentes nos tumores do SNC. Estão em curso estudos iniciais promissores que identificaram CTC no sangue periférico de doentes com glioma utilizando técnicas de separação física seguidas de IF para marcadores, como GFAP, nestin e um ensaio baseado no promotor da telomerase, ou iCHIP utilizando o painel STEAM que consistia em SOX2, tubulina beta-3, EGFR, A2B5 e c-Met.

A presença de CTCs é um poderoso fator de prognóstico independente tanto no CMB como no CEP. No entanto, compreendemos cada vez mais que as CTC são heterogéneas, mesmo dentro de um doente individual em diferentes momentos da trajetória da doença. Isto inclui os receptores que expressam, quer em relação ao tumor primário quer em relação a qualquer doença metastática, bem como a sua expressão variável de marcadores epiteliais e mesenquimatosos. Embora as alterações na contagem de CTC sejam preditivas do resultado no CMB, esta é, em grande medida, uma doença em que os agentes em série são administrados com intenção paliativa. Por conseguinte, a adaptação precoce das terapêuticas pode não ter grande impacto no resultado.

Até à data, os ensaios clínicos demonstraram que as alterações absolutas na contagem de CTCs ou a persistência de CTCs não são um bom indicador de resposta neoadjuvante ou de melhores resultados adjuvantes ou metastáticos, pelo que atualmente não fornecem informações clinicamente úteis para conduzir a alterações nas terapêuticas. Com o amadurecimento dos ensaios clínicos actuais e com novos desenvolvimentos na caraterização molecular das CTC, espera-se que esta informação fique disponível. É necessário mais trabalho, analisando as subpopulações de CTC, incluindo a presença e a importância das populações EMT e CSC, e a sua alteração com o tratamento. Poderá haver potencial para a seleção de CTCs resistentes a outros tratamentos através de novos alvos nessas populações.

Além disso, o aparecimento de alvos terapêuticos estabelecidos, como o HER2 e o ER, nas CTC não presentes no tumor primário tem uma importância clínica considerável, e os resultados dos ensaios em curso sobre o HER2 são aguardados com interesse. A promessa de uma "biopsia líquida" para diagnosticar, caraterizar, monitorizar e influenciar o tratamento do cancro ainda está longe de ser concretizada. No entanto, é muito provável que a determinação do perfil da presença e das caraterísticas moleculares das CTC forneça informações preditivas e prognósticas importantes, tanto no cancro inicial como no cancro múltiplo, e pode revelar-se útil na avaliação da resposta ao tratamento e como sistema de alerta precoce para a recorrência da doença.

Referências

Aggarwal C, Meropol NJ, Punt CJ, Iannotti N, Saidman BH, Sabbath KD, et al. Relação entre células tumorais circulantes, CEA e sobrevivência global em doentes com cancro colorrectal metastático. Ann Oncol (2013) 24:420-8.

Aktas B, Kasimir-Bauer S , Heubner M, Kimmig R ,Wimberger P. Molecular profiling and prognostic relevance of circulating tumor cells in the blood of ovarian cancer patients at primary diagnosis and after platinum-based chemotherapy. Int J Gynecol Cancer (2011) 21:822-30.

Alix-Panabieres C, Brouillet J, Fabbro M, Yssel H, Rousset T, Maudelonde T, Choquet-Kastylevsky G, Vendrell J (2005): Characterization and enumeration of cells secreting tumor markers in the peripheral blood of breast cancer patients. *J. Immunol. Meth. 299: 177-188.*

Alix-Panabieres J, Vendrell J, Pelle O, Rebillard X, Riethdorf S, Muller V, Fabbro M, Pantel K (2007): Deteção e caraterização de células precursoras metastáticas putativas em doentes com cancro. *Clin. Chem. 53: 537-539.*

Alix-Panabieres, C., Pantel, K., 2013. Células tumorais circulantes: biópsia líquida do cancro. Clin. Chem. 59 (1), 110-118.

Allard W, Matera J, Miller M, Repollet M, Connelly M, Rao C, Tibbe A, Uhr J, Terstappen L (2004): Tumor cells circulate in the peripheral blood of all major carcinomas but not in healthy subjects or patients with nonmalignant diseases. *Clin. Cancer Res. 10: 6897-6904.*

Alunni-Fabbroni M e Sandri M (2010): Células tumorais circulantes na prática clínica: Métodos de deteção e possível caraterização. *Methods 50: 289-297.*

Amato RJ , Melnikova V, Zhang Y , Liu W, Saxena S, Shah PK, et al . Epithelial cell adhesion molecule-positive circulating tumor cells as predictive biomarker in patients with prostate cancer. Urology (2013) 81:1303-7.

Ashworth TR (1869): Um caso de cancro em que células semelhantes às dos tumores foram observadas no sangue após a morte. *Aust. Med. J. 14 146-149.*

Attard G, Swennenhuis J, Olmos D, Reid A, Vickers E, A'Hern R, Levink R, Coumans F, Moreira J, Riisnaes R(2009): Caracterização do estado dos genes ERG, AR e PTEN em células tumorais circulantes de doentes com cancro da próstata resistente à castração. *Cancer Res. 69:2912- 2918.*

Balasubramanian P, Yang L, Lang JC, Jatana KR, Schuller D e Agrawal A (2009): Imagens confocais de células tumorais circulantes obtidas utilizando uma metodologia e tecnologia que remove as células normais. *Mol Pharm, 6:1402-08.*

Banys, M., Krawczyk, N., Becker, S., Jakubowska, J., Staebler, A., Wallwiener, D.,Fehm, T., Rothmund, R., 2012. A influência da remoção do tumor primário na incidência e fenótipo das células tumorais circulantes no cancro da mama primário.Breast Cancer Res. Treat. 132 (1), 121-129.

Banys, M., Krawczyk, N., Becker, S., Jakubowska, J., Staebler, A., Wallwiener, D.,Fehm, T., Rothmund, R., 2012. A influência da remoção do tumor primário na incidência e no fenótipo das células tumorais circulantes no cancro da mama primário. Breast Cancer Res. Treat. 132 (1), 121-129.

Benoy H, Elst I, Van Dam P, Scharpe S, Van Marck E, Vermeulen P, Dirix L (2006): Deteção de células epiteliais disseminadas em doentes com cancro da mama: comparação do sangue e da medula óssea para a expressão do ARNm de CK19 e MAM. *Clin. Chem. Lab. Med. 44:1082-1087.*

Bernhard, H., Neudorfer, J., Gebhard, K., Conrad, H., Hermann, C., Nahrig, J., Fend, F.,Weber, W., Busch, D.H., Peschel, C., 2008. Transferência adotiva de linfócitos T citotóxicos autólogos, específicos de HER2, para o tratamento do cancro da mama com superexpressão de HER2. Cancer Immunol. Immunother. 57 (2),271-280.

Bertolini F, Mancuso P, Braidotti P (2009): The multiple personality disorder phenotype(s) of circulating endothelial cells in cancer. *Biochim Biophys Ata. 1796(1):27-32.*

Bidard F-C ,Peeters DJ ,Fehm T, Note F, Gisbert-Criado R ,Mavroudis D, et al. Validade clínica das células tumorais circulantes em doentes com cancro da mama metastático: uma análise conjunta de dados de doentes individuais. Lancet Oncol (2014) 15:406-14.

Bidard, F.C., Fehm, T., Ignatiadis, M., Smerage, J.B., Alix-Panabieres, C., Janni, W.,Messina, C., Paoletti, C., Muller, V., Hayes, D.F., et al., 2013. Aplicação clínica de células tumorais circulantes no cancro da mama: visão geral dos actuais ensaios de intervenção. Cancer Metastasis Rev. 32 (1-2), 179-188.

Bidard, F.C., Mathiot, C., Delaloge, S., Brain, E., Giachetti, S., de Cremoux, P., Marty,M., Pierga, J.Y., 2010. Deteção de células tumorais circulantes únicas e sobrevivência global no cancro da mama não metastático. Ann. Oncol. 21 (4), 729-733.

Bidard, F.C., Peeters, D.J., Fehm, T., Nole, F., Gisbert-Criado, R., Mavroudis, D.,Grisanti, S., Generali, D., Garcia-Saenz, J.A., Stebbing, J., 2014. Validade clínica das células tumorais circulantes em pacientes com cancro da mama metastático: uma análise conjunta de dados de pacientes individuais. Lancet Oncol. 15 (4), 406-414.

Botteri, E., M.T. Sandri, V. Bagnardi, E. Munzone, L. Zorzino, N. Rotmensz, C. Casadio, M.C. Cassatella, A. Esposito, G. Curigliano (2010): Modelação da relação entre o número de células tumorais circulantes e o prognóstico do cancro da mama metastático. *Breast Cancer Res. Treat, 122:211- 217.*

Bozionellou, V., Mavroudis, D., Perraki, M., Papadopoulos, S., Apostolaki, S.,Stathopoulos, E., Stathopoulou, A., Lianidou, E., Georgoulias, V., 2004.Trastuzumab administration can effectively target chemotherapy-resistantcytokeratin-19 messenger RNA-positive tumor cells in the peripheral blood and bone marrow of patients with breast cancer. Clin. Cancer Res. 10 (24), 8185-8194.

Braun S, Pantel K, Muller P, Janni W, Hepp F, Kentenich CR, Gastroph S,Wischnik A, Dimpfl T, Kindermann G, Riethmuller G, Schlimok G. (2000): Cytokeratin-positive cells in the bone marrow and survival of patients with stage I, II, or III breast cancer. *N. Engl. J. Med. 342: 525533.*

Braun S, Vogl FD, Naume B (2005): A pooled analysis of bone marrow micrometastasis in breast cancer. *N Engl J Med; 353:793-802.*

Budd G, Cristofanilli M, Ellis M, Stopeck A, Borden E, Miller M, Matera J, Repollet M, Doyle G, Terstappen L e Hayes D (2006): Circulating tumor cells versus imaging-predicting overall survival in metastatic breast cancer. *Clin. Cancer Res. 12:6403-6409.*

Cann, G.M., Gulzar, Z.G., Cooper, S., Li, R., Luo, S., Tat, M., Stuart, S., Schroth, G., Srinivas, S., Ronaghi, M., et al., 2012. mRNA-Seq de células tumorais circulantes de cancro da próstata simples revela a recapitulação da expressão genética e das vias encontradas no cancro da próstata. PLoS One 7 (11), e49144.

Charafe-Jauffret E, Ginestier C ,Iovino F, Tarpin C ,Diebel M ,Esterni B ,et al. Aldeído desidrogenase1-positive cancer stem cells mediate metastasis and poor clinical outcome in inflammatory breast cancer. Clin Cancer Res (2010) 16:45-55.

Clare SE, Sener SF, Wilkens W, Goldschmidt R, Merkel D e Winchester DJ (1997): Prognostic significance of occult lymph node metastases in node-negative breast cancer. *Ann. Surg. Oncol. 4: 447451.*

Cohen S, Alpaugh R, Gross S, O'Hara S, Smirnov D, Terstappen L, Allard W, Bilbee M, Cheng J, Hoffman J (2006): Isolamento e caraterização de células tumorais circulantes em pacientes com cancro colorrectal metastático. *Clin. Cancro Colorrectal. 6:125-132.*

Cohen SJ ,Punt CJ ,Iannotti N ,Saidman BH ,Sabbath KD, Gabrail NY, et al. Prognostic significance of circulating tumor cells in patients with metastatic colorectal cancer. Ann Oncol (2009) 20:1223-9.

Cohen, S.J.; Punt, C.J.; Iannotti, N.; Saidman, B.H.; Sabbath, K.D.; Gabrail, N.Y.; Picus, J.; Morse, M.; Mitchell, E.; Miller, M.C.; Doyle, G.V.(2008): Tratamento do cancro da próstata metastático resistente à castração. *Clin. Cancer Res, 14, 6302-6309.*

Comen E, Norton L, Massague J. Implicações clínicas da auto-semeadura do cancro. Nat Rev Clin Oncol (2011) 8:369-77.

Comen E, Norton L e Massague J (2011): Implicações clínicas da auto-semeadura do cancro. *Nat Rev Clin Oncol 8: 369-377.*

Cristofanilli M, Budd G, Ellis M, Stopeck A, Matera J, Miller M, Reuben M, Doyle G, Allard W, Terstappen L, Hayes D (2004): Circulating tumor cells, disease progression, and survival in metastatic breast cancer. *N. Engl. J. Med, 351:781-791.*

Cristofanilli M, Hayes D, Budd G, Ellis M, Stopeck A, Reuben J, Doyle G, Matera J, Allard W, Miller M, Fritsche H, Hortobagyi G, Terstappen L (2005): Circulating tumor cells: a novel prognostic fator for newly diagnosed metastatic breast cancer. *J. Clin. Oncol. 23:1420-1430.*

Cruz I, Ciudad J, Cruz J, Ramos M, Gomez-Alonso A, Adansa J, Rodriguez C, Orfao A (2005): Avaliação da citometria de fluxo multiparâmetro para a deteção de células tumorais de cancro da mama em amostras de sangue.Am. *J. Clin. Pathol. 123: 66-74.*

Danila D, Heller G, Gignac G, Gonzalez-Espinoza R, Anand A, Tanaka E, Lilja H, Schwartz L, Larson S, Fleisher M, Scher H (2007): Circulating tumor cell number and prognosis in progressive castrationresistant prostate cancer. *Clin. Cancer Res. 13: 7053-7058.*

Dawson, S.J., Rosenfeld, N., Caldas, C., 2013. DNA tumoral circulante para monitorar o câncer de mama metastático. N. Engl. J. Med. 369 (1), 93-94.

de Bono J, Scher H, Montgomery R, Parker C, Miller M, Tissing H, Doyle G, Terstappen L, Pienta K e Raghavan D(2008): Circulating tumor cells predict survival benefit from treatment in metastatic castrationresistant prostate cancer. *Clin. Cancer Res. 14:6302- 6309.*

de Bono, J.S.; Attard, G.; Adjei, A.; Pollak, M.N.; Fong, P.C.; Haluska, P.; Roberts, L.; Melvin, C.; Repollet, M.; Chianese, D.; Connely, M.; Terstappen, L.W.; Gualberto, A(2007): Potenciais aplicações para células tumorais circulantes que expressam o recetor do fator de crescimento semelhante à insulina-I. *Clin. Cancer Res, 13, 3611-3616.*

de Bono, J.S.; Scher, H.I.; Montgomery, R.B.; Parker, C.; Miller, M.C.; Tissing, H.; Doyle, G.V.; Terstappen, L.W.; Pienta, K.J.; Raghavan, D (2010): Circulating tumor cells predict survival benefit from Cancers. *Eur J* Cancer *46(11): 2027-2035.*

De, G., iorgi, U., Valero, V., Rohren, E., Dawood, S., Ueno, N.T., Miller, M.C., Doyle,G.V., Jackson, S., Andreopoulou, E., Handy, B.C., et al., 2009. Circulating tumor cells and [18F]fluorodeoxy glucose positron emission tomography/computed tomography for outcome prediction in metastatic breast cancer. J. Clin. Oncol.27 (20), 33033311.

Deneve E, Riethdorf S, Ramos J, Nocca D, Coffy A , Daures J-P, et al. Captura de células tumorais circulantes viáveis no fígado de pacientes com cancro colorrectal. Clin Chem (2013) 59:1384-92.

Fehm, T., Banys, M., 2011. ADN livre circulante: um novo marcador substituto para a doença residual mínima? Breast Cancer Res. Treat.

Fehm, T., Muller, V., Aktas, B., Janni, W., Schneeweiss, A., Stickeler, E., Lattrich, C.,Lohberg, C.R., Solomayer, E., Rack, B., et al., 2010. HER2 status of circulating tumor cells in patients with metastatic breast cancer: a prospective, multicenter trial. Breast Cancer Res. Treat. 124 (2), 403-412.

Fehm, T., Hoffmann, O., Aktas, B., Becker, S., Solomayer, E.F., Wallwiener, D.,Kimmig, R., Kasimir-Bauer, S., 2009. Deteção e caraterização de células tumorais circulantes no sangue de pacientes com cancro da mama primário por RT-PCR e comparação com o estado das células disseminadas na medula óssea. Breast CancerRes. 11 (4), R59.

Gallagher DJ, Milowsky MI, Ishill N, Trout A, Boyle MG, Riches J, et al. Deteção de células tumorais circulantes em doentes com cancro urotelial. Ann Oncol (2008) 20:305-8.

Gerges N ,Rak J e Jabado (2010): Novas tecnologias para a deteção de células tumorais em circulação. *British Medical Bulletin; 94: 49-64.*

Gertler R, Rosenberg R, Fuehrer K, Dahm M, Nekarda H, Siewert JR (2003): Deteção de células tumorais circulantes no sangue utilizando uma centrifugação de gradiente de densidade optimizada. *Recent Results Cancer Res. 162: 149-155.*

Giordano, A., Giuliano, M., De Laurentiis, M., Arpino, G., Jackson, S., Handy, B.C.,Ueno, N.T., Andreopoulou, E., Alvarez, R.H., Valero, V., et al., 2012. Circulatingtumor cells in immunohistochemical subtypes of metastatic breast cancer:lack of prediction in HER2-positive disease treated with targeted therapy. Ann.Oncol. 23 (5), 1144-1150.

Goeminne J, Guillaume T, Symann M (2000): Pitfalls in the detection of disseminated non-hematological tumor cells. *Ann. Oncol. 11: 785-792.*

Gorner K, Bachmann J, Holzhauer C, Kirchner R, Raba K, Fischer JC.
Análise genética de células tumorais circulantes em doentes com cancro pancreático: um estudo piloto. Genómica (2015) 106(1):7-14.

Grisanti S, Almici C, Consoli F, Buglione M, Verardi R , Bolzoni-Villaret A, et al. Circulating tumor cells in patients with recurrent or metastatic head and neck carcinoma: prognostic and predictive significance. PLoSOne (2014) 9:e103918.

Hall, C., Karhade, M., Laubacher, B., Anderson, A., Kuerer, H., DeSynder, S., Lucci, A., 2015. Células tumorais circulantes após quimioterapia neoadjuvante no câncer de mama triplo-negativo estágio I-III. Ann. Surg. Oncol. (Epub ahead of print).

Harris L , Fritsche H ,Mennel R ,Norton L ,Ravdin P,Taube S ,et al . American Society of Clinical Oncology 2007 update of recommendations for the use of tumor markers in breast cancer (Sociedade Americana de Oncologia Clínica - atualização de 2007 das recomendações para a utilização de marcadores tumorais no cancro da mama). J ClinOncol (2007) 25:5287-312.

Hayes G, Busch R, Voogt J, Siah I, Gee T, Hellerstein M, Chiorazzi N, Rai K, Murphy E (2009): Isolamento de células B malignas de doentes com leucemia linfocítica crónica (LLC) para análise da proliferação celular: validação de um método simplificado adequado para estudos clínicos multicêntricos. *Leuk. Res, 34(6):809-15.*

Hayes, D.F.; Cristofanilli, M.; Budd, G.T.; Ellis, M.J.; Stopeck, A.; Miller, M.C.; Matera, J.; Allard, W.J.; Doyle, G.V.; Terstappen, L.W. (2006): Circulating tumor cells at each follow-up time point during therapy of metastatic breast cancer patients predict progression-free and overall survival. *Clin. Cancer Res, 12, 4218-4224.*

Helissey, C., Berger, F., Cottu, P., Dieras, V., Mignot, L., Servois, V., Bouleuc, C.,Asselain, B., Pelissier, S., Vaucher, I., et al., 2015. Limiares de células tumorais circulantes e pontuações de sobrevivência no cancro da mama metastático avançado: a etapa observacional do ensaio de fase III CirCe01. Cancer Lett. 360 (2), 213-218.

Holodick N, Repetny K, ZhongX, Rothstein T (2009): BM adulto gera células CD5+ B1 contendo abundantes adições de região N. *Eur. J. Immunol. 39: 2383-2394.*

Hou J-M, Krebs MG, Lancashire L, Sloane R, Backen A, Swain RK, et al.
Significado clínico e caraterísticas moleculares das células tumorais circulantes e dos

microêmbolos tumorais circulantes em doentes com cancro do pulmão de pequenas células. J Clin Oncol (2012) 30:525-32.

Hou, J.M.; Greystoke, A.; Lancashire, L.; Cummings, J.; Ward, T.; Board, R.; Amir, E.; Hughes, S.; Krebs, M.; Hughes, A.; Ranson, M.; Lorigan, P.; Dive, C.; Blackhall, F.H. (2009): Avaliação de células tumorais circulantes e biomarcadores serológicos de morte celular em doentes com cancro do pulmão de pequenas células submetidos a quimioterapia. *Am. J. Pathol, 175, 808-816.*

Hsieh H, Marrinucci D, Bethel K, Curry D, Humphrey M, Krivacic R, Kroener J, Kroener L, Ladanyi A, Lazarus N, Kuhn P, Bruce R (2006): High speed detection of circulating tumor cells. *J. Nieva, Biosens. Bioelectron. 21:1893-1899.*

Hwang, S.B., Bae, J.W., Lee, H.Y., Kim, H.Y., 2012. As células tumorais circulantes detectadas por RT-PCR para CK-20 antes da cirurgia indicam um pior impacto prognóstico no cancro da mama triplo-negativo e do subtipo HER2. J. Breast Cancer 15 (1), 34-42.

Iakovlev V, Goswami R, Vecchiarelli J, Arneson N, Done S (2008): Deteção quantitativa de células epiteliais circulantes por Q-RT-PCR. *Breast Cancer Res. Treat. 107:145-154.*

Ignatiadis M, Xenidis N, Perraki M, Apostolaki S, Politaki E, Kafousi M, Stathopoulos N, Stathopoulou A, Lianidou E, Chlouverakis G (2007): Different prognostic value of cytokeratin-19 mRNA positive circulating tumor cells according to estrogen recetor and HER2 status in early- stage breast cancer. *J Clin Oncol; 25:5194-202.*

Ignatiadis, M., Xenidis, N., Perraki, M., Apostolaki, S., Politaki, E., Kafousi, M.,Stathopoulos, E.N., Stathopoulou, A., Lianidou, E., Chlouverakis, G., et al., 2007.Different prognostic value of cytokeratin-19 mRNA positive circulating tumor cells according to estrogen recetor and HER2 status in early-stage breastcancer. J. Clin. Oncol. 25 (33), 5194-5202.

Janni, W., Vogl, F.D., Wiedswang, G., Synnestvedt, M., Fehm, T., Juckstock, J.,Borgen, E., Rack, B., Braun, S., Sommer, H., et al., 2011. A persistência de células tumorais disseminadas na medula óssea de doentes com cancro da mama prediz um risco acrescido de recidiva - uma análise conjunta europeia. Clin. CancerRes. 17 (9), 2967-2976.

Janni, W.J., Rack, B.K., Terstappen, L.M.W.W., Pierga, J.-Y., Fehm, T., Hall, C., Groot,M., Bidard, F.-C., Meier-Stiegen, F., Friedl, T.W.P., et al., 2013. Uma análise conjunta da relevância prognóstica das células tumorais circulantes no cancro da mama precoce .San Antonio Breast Cancer Symposium Abstract PD6-6. Cancer Res. 15 (73).

Jemal A, Siegel R, Ward E, Hao Y, Xu J, e Murray T (2008): Cancer statistics. *A Cancer Journal for Clinicians. 58 (2):71-96.*

Jung R, Petersen K, Kruger W, Wolf M, Wagener C, Zander A, Neumaier M (1999): Specificity of reverse transcriptase polymerase chain reaction assays designed for the detection of circulating cancer cells is influenced by cytokines in vivo and in vitro. *Br. J. Cancer 81: 870873.*

Khoo, B.L., Lee, S.C., Kumar, P., Tan, T.Z., Warkiani, M.E., Ow, S.G., Nandi, S., Lim, C.T., Thiery, J.P., 2015. A expansão a curto prazo das células cancerígenas circulantes da mama prevê a resposta à terapia anticancerígena. Onco target 6 (17), 15578-15593.

Khwaja FW ,Reed MS, Olson JJ, Schmotzer BJ, Gillespie GY, Guha A, et al. Proteomic identification of biomarkers in the cerebrospinal fluid (CSF) of astrocytoma patients. J ProteomeRes (2007) 6:559-70.

Kim MY, Oskarsson T, Acharyya S, Nguyen DX, Zhang XH (2009): Tumor self-seeding by circulating cancer cells. *Célula 139: 1315-1326.*

Konigsberg. R, Obermayr E, Bises G, Pfeiler G, Gneist M, Wrba F (2011): Deteção de células tumorais circulantes EpCAM positivas e negativas em pacientes com cancro da mama metastático. *Ata Oncol, 50:700 -10.*

Kraeft S, Sutherland R, Gravelin L, Hu G, Ferland L, Richardson P, Elias A, Chen L (2000): Deteção e análise de células cancerosas no sangue e na medula óssea usando um sistema de imagem de eventos raros. *Clin. Cancer Res. 6: 434-442.*

Krawczyk, N., Banys, M., Neubauer, H., Solomayer, E.F., Gall, C., Hahn, M., Becker, S.,Bachmann, R., Wallwiener, D., Fehm, T., 2009. O status do HER2 nas células tumorais persistentes disseminadas após a terapia adjuvante pode diferir do status inicial do HER2 no tumor primário. Anticancer Res. 29 (10), 4019-4024.

Krawczyk, N., Meier-Stiegen, F., Banys, M., Neubauer, H., Ruckhaeberle, E., Fehm, T., 2014. Expressão de células estaminais e marcadores de transição epitelial-mesenquimal em células tumorais circulantes de pacientes com cancro da mama. Biomed. Res. Int. 2014,415721.

Krawczyk, N., Meier-Stiegen, F., Banys, M., Neubauer, H., Ruckhaeberle, E., Fehm, T.,2014. Expressão de células estaminais e marcadores de transição epitelial-mesenquimal em células tumorais circulantes de pacientes com cancro da mama. Biomed. Res. Int. 2014,415721.

Krishnamurthy S, Cristofanilli M ,Singh B ,Reuben J, Gao H, Cohen EN, et al. Deteção de doença residual mínima no sangue e na medula óssea em cancro da mama em fase inicial. Cancro (2010) 116:3330-7.

Krivacic R, Ladanyi A, Curry D, Hsieh H, Kuhn P, Bergsrud D, Kepros J, Barbera T, Ho M, Chen L, Lerner R, Bruce R (2004): Um detetor de células raras para o cancro. *Proc. Natl. Acad. Sci. USA 101:10501-10504.*

Kros JM, Mustafa DM , Dekker LJ, SillevisSmitt PA, Luider TM, Zheng P-P. Biomarcadores de glioma em circulação. NeuroOncol (2014) 17(3):343-60.

Lalmahomed ZS ,Mostert B ,Onstenk W ,Kraan J ,Ayez N ,Gratama JW ,et al. Valor prognóstico das células tumorais circulantes para a recorrência precoce após a ressecção de metástases hepáticas colorrectais. Br J Cancer (2015) 112:556-61.

Lankiewicz A, Rivero B, Bocher O (2006): RT-PCR quantitativo em tempo real de células tumorais disseminadas em combinação com o enriquecimento de células imunomagnéticas.Mol. *Biotechnol. 34: 15-27.*

Lianidou ES e Markou A (2011) Circulating Tumor Cells in Breast Cancer: Sistemas de deteção, caraterização molecular e desafios futuros. *Clinical chemistry. 57(9): 1242-1255.*

Liu, M.C., Shields, P.G., Warren, R.D., Cohen, P., Wilkinson, M., Ottaviano, Y.L., Rao,S.B., Eng-Wong, J., Seillier-Moiseiwitsch, F., Noone, A.M., et al., 2009.Circulating tumor cells: a useful predictor of treatment efficacy in metastaticbreast cancer. J. Clin. Oncol. 27 (31), 5153-5159.

Lucci A ,Hall CS ,Lodhi AK ,Bhattacharyya A ,Anderson AE ,Xiao L ,et al. Circulating tumor cells in non-metastatic breast cancer: a prospective study. Lancet Oncol (2012) 13:688-95

Macarthur KM, Kao GD, Chandrasekaran S, Alonso-Basanta M, Chapman C, Lustig RA, et al. Deteção de células tumorais cerebrais no sangue periférico por um ensaio baseado no promotor da telomerase. CancerRes (2014) 74:2152-9.

Maheswaran S e Haber D (2010): Circulating Tumor Cells: a window into cancer biology and Metastasis. *Curr Opin Genet Dev., 20(1): 9699.*

Maheswaran S, Sequist LV, Nagrath S, Ulkus L, Brannigan B, Collura CV, et al. Deteção de mutações no EGFR em células de cancro do pulmão em circulação. N Engl J Med (2008) 359:366-77.

Maheswaran, S, Sequist L, Nagrath S, Ulkus L, Brannigan B, Collura C, Inserra E, Diederichs S, Iafrate A, Bell D, (2008): Deteção de mutações no EGFR em células de cancro do pulmão em circulação. *N. Engl. J. Med. 359:366-377.*

Marrinucci D, Bethel K, Luttgen M, Bruce RH, Nieva J, Kuhn P (2009): Circulating tumor cells from well-differentiated lung adenocarcinoma retain cytomorphologic features of primary tumor type. *Arch Pathol Lab Med, 133: 1468-71.*

Masuda T, Kataoka A, Ohno S, Murakami S, Mimori K, Utsunomiya T, Inoue H, Tsutsui S, Kinoshita J, Masuda N (2005): Deteção de células cancerígenas ocultas no sangue periférico e na medula óssea através de um ensaio quantitativo de RT-PCR para a citoqueratina-7 em doentes com cancro da mama. *Int. J. Oncol. 26:721-730.*

Mego, M., Giordano, A., De Giorgi, U., Masuda, H., Hsu, L., Giuliano, M., Fouad, T.M.,Dawood, S., Ueno, N.T., Valero, V., et al., 2015. Células tumorais circulantes no cancro da mama inflamatório recentemente diagnosticado. Breast Cancer Res. 17, 2.

Mehlen, P e Puisieux, A (2006): Metastasis: a question of life or death. *Nat. Rev. Cancer, 6, 449-458.*

Melcher, C., Schochter, F., Albrecht, S., 2014. DETECT IV. - um estudo multicêntrico, de braço único, de fase II, que avalia a eficácia do Everolimus em combinação com terapia endócrina em pacientes com cancro da mama metastático HER2-negativo, recetor hormonal positivo e células tumorais circulantes exclusivamente HER2-negativas (CTCs). Oncol. Res. Treat. 37, 29.

Meng S, Tripathy D, Frenkel E, Shete S, Naftalis E, Huth J, Beitsch P, Leitch M, HooverD, Haley B, Morrison L, Fleming T, Herlyn D, Terstappen L,

Fehm T, TuckerT, Lane N, Wang J, Uhr J (2004): Circulating tumor cells in patients with breast cancer dormancy.Clin. *Cancer Res. 10: 8152-8162.*

Meng, S., Tripathy, D., Shete, S., Ashfaq, R., Haley, B., Perkins, S., Beitsch, P., Khan, A.,Euhus, D., Osborne, C., et al., 2004. A amplificação do gene HER-2 pode ser adquirida à medida que o cancro da mama progride. Proc. Natl. Acad. Sci. U. S. A. 101 (25), 9393-9398.

Mesker W, vd Burg V, Oud P, Knepfle C, Ouwerkerk-Velzen M, Schipper N, Tanke H (1994): Deteção de eventos raros corados imunocitoquimicamente usando análise de imagem. *Cytometry 17: 209-215.*

Miyamoto DT ,Sequist LV , Lee RJ. Células tumorais circulantes que monitorizam a resposta ao tratamento no cancro da próstata. Nat Rev Clin Oncol (2014) 11:401-12.

Mostert B, Jiang Y, Sieuwerts AM ,Wang H, Bolt-deVries J, Biermann K, et al. Estado das mutações KRAS e BRAF em células tumorais colorrectais circulantes e sua correlação com tecido tumoral primário e metastático. Int J Cancer (2013) 133:130-41.

Mostert B, Kraan J, Bolt-de Vries J, van der Spoel P, Sieuwerts AM, Schutte M (2011): A deteção de células tumorais circulantes no cancro da mama pode melhorar através do enriquecimento com anti-CD146. *Breast Cancer Res Treat, 127:33- 41.*

Mostert B, Sleijfer S, Foekens J, Gratama J (2009): Circulating tumor cells (CTCs): Métodos de deteção e sua relevância clínica no cancro da mama. *Cancer Treat. Rev, 35: 463-474.*

Mourad PD, Farrell L, Stamps LD, Chicoine MR, Silbergeld DL. Porque é que as metástases sistémicas de glioblastoma são raras? Crescimento sistémico e cerebral do glioblastoma do rato. Surg Neurol (2005) 63:511-9.

Muller C, Holtschmidt J, Auer M, Heitzer E, Lamszus K, Schulte A, et al. Disseminação hematogénica de glioblastoma multiforme. Sci Trans l Med (2014) 6:247ra101.

Muller V, Stahmann N, Riethdorf S, Rau T, Zabel T, Goetz A, Janicke F, e Pantel K (2005): Circulating tumor cells in breast cancer: correlation to bone marrow micrometastases, heterogeneous response to systemic therapy and low proliferative activity. *Clin. Cancer Res. 11:3678-3685.*

Nagrath S, Sequist L, Maheswaran S, Bell D, Irimia D, Ulkus L, Smith M, Kwak S, Digumarthy A, Muzikansky P, Ryan U, Balis R, Tompkins D, Haber M, (2007): Isolamento de células tumorais raras circulantes em doentes com cancro através da tecnologia de microchip. *Nature 450:1235-1239.*

Naume B, Borgen E, T0ssvik S, Pavlak N, Oates D, Nesland J (2004): Deteção de células tumorais isoladas no sangue periférico e na BM: avaliação de um novo método de enriquecimento. *Cytotherapy. 6:244-252.*

Neurauter A, Bonyhadi M, Lien E, N0kleby L, Ruud E, Camacho S, Aarvak T (2007): Isolamento e expansão de células utilizando Dynabeads. *Adv. Biochem. Eng. Biotechnol. 106: 41-73.*

Neves, R.P., Raba, K., Schmidt, O., Honisch, E., Meier-Stiegen, F., Behrens, B.,Mohlendick, B., Fehm, T., Neubauer, H., Klein, C.A., 2014. Perfil de alta resolução genómica de células tumorais circulantes purificadas por triagem de fluxo único CKpos/CD45neg de pacientes com cancro da mama metastático. Clin.Chem. 60 (10), 1290-1297.

Nguyen, DX; Bos, PD, Massague, J (2009): Metástases: da disseminação à colonização de órgãos específicos. *Nat. Rev. Cancer, 9: 274-284.*

Nolan T, Hands R, Bustin S (2006): Quantificação de mRNA usando PCR em tempo real. *Nat. Protoc. 1:1559-1582.*

Okegawa T, Nutahara K, e Higashihara E (2009): Prognostic significance of circulating tumor cells in patients with hormone refractory prostate cancer (Significado prognóstico das células tumorais circulantes em doentes com cancro da próstata refratário a hormonas). *J. Urol. 181:1091-1097.*

Pachmann K, Camara O, Kavallaris A (2008): "Monitoring the response of circulating epithelial tumor cells to adjuvant chemotherapy in breast cancer allows detection of patients at risk of early relapse," *Journal of Clinical Oncology, 26(8):1208-1215.*

Pachmann K, Clement J, Schneider C, Willen B, Camara O, Pachmann U, Hoffken K (2005): Quantification of the response of circulating epithelial cells to neodadjuvant treatment for breast cancer: a new tool for therapy monitoring. *Clin. Chem. Lab. Med43: 617-627.*

Pachmann K, Dengler R, Lobodasch K, Frohlich F, Kroll T, Rengsberger M, Schubert R, Pachmann U (2008): Monitoring the response of circulating epithelial tumor cells to adjuvant chemotherapy in breast cancer allows detection of patients at risk of early relapse. *J. Cancer, Res. Clin. Oncol. 134: 59-65.*

Pantel K, Alix-Panabieres C, Riethdorf S (2009): Cancer micrometastases. *Nat Rev Clin Oncol, 6:339-51.*

Pantel K, Brakenhoff R, Brandt B (2008): Deteção, relevância clínica e propriedades biológicas específicas de células tumorais disseminadas. *Nat. Rev. Cancer. 8: 329-340.*

Paoletti C ,Li Y ,Muniz MC ,Kidwell KM ,Aung K ,Thomas DG ,et al . Significância das células tumorais circulantes em doentes com cancro da mama metastático triplo negativo num ensaio aleatório de fase II: TBCRC019. Clin Cancer Res (2015) 21(12):2771-9.

Paoletti, C., Muniz, M.C., Thomas, D.G., Griffith, K.A., Kidwell, K.M., Tokudome, N.,Brown, M.E., Aung, K., Miller, M.C., Blossom, D.L., 2015. Desenvolvimento do índice de terapia endócrina de células tumorais circulantes em pacientes com cancro da mama positivo para receptores hormonais. Clin. Cancer Res. 21 (11), 2487-2498.

Park Y, Kitahara T, Yorita T, Yoshida Y e Kato R (2011): Aplicações clínicas esperadas de células tumorais circulantes no cancro da mama. *World J Clinical Oncol, 10; 2 (8): 303-310.*

Paterlini-Brechot P, Benali NL (2007): Deteção de células tumorais circulantes (CTC): impacto clínico e direcções futuras. *Cancer Lett; 253:180204.*

Pestrin, M., Bessi, S., Puglisi, F., Minisini, A.M., Masci, G., Battelli, N., Ravaioli, A.,Gianni, L., Di Marsico, R., Tondini et al, C., 2012. Resultados finais de um ensaio clínico multicêntrico de fase II que avalia a atividade do lapatinib de agente único em doentes com cancro da mama metastático ER2-negativo e células tumorais circulantes HER2-positivas. Um estudo de prova de conceito. Breast Cancer Res. Treat. 134(1), 283289.

Pestrin, M.; Bessi, S.; Galardi, F.; Truglia, M.; Biggeri, A.; Biagioni, C.; Cappadona, S.; Biganzoli, L.; Giannini, A.; Di Leo, A (2009): Correlação do estatuto HER2 entre tumores primários e células tumorais circulantes correspondentes em doentes com cancro da mama avançado. *Breast Cancer Res. Treat, 118, 523-530.*

Peters A, Woodside S, Eaves A (2005): Isolamento de subconjuntos de células imunitárias. *Methods Mol. Biol. 302: 95-116.*

Pierga J-Y ,Bidard F-C ,Cropet C ,Tresca P, Dalenc F ,Romieu G ,et al . Circulating tumor cells and brain metastasis outcome in patients with HER2-positive breast cancer: the LANDSCAPEtrial. AnnOncol (2013) 24:2999-3004.

Pierga J-Y ,Bidard F-C ,Mathiot C ,Brain E ,Delaloge S ,Giachetti S, et al. A deteção de células tumorais circulantes prevê uma recidiva metastática precoce após quimioterapia neoadjuvante em grandes cancros da mama operáveis e localmente avançados num ensaio aleatório de fase II. Clin Cancer Res (2008) 14:7004-10.

Pierga, J, Bidard F, Mathiot C, Brain E, Delaloge S, Giachetti S, de Cremoux P, Salmon R, Vincent-Salomon A, e Marty M (2008):
A deteção de células tumorais circulantes prevê uma recidiva metastática precoce após quimioterapia neoadjuvante em grandes cancros da mama operáveis e localmente avançados num ensaio aleatório de fase II. *Clin. Cancer Res. 14:7004-7010.*

Pierga, J.Y., Petit, T., Levy, C., Ferrero, J.M., Campone, M., Gligorov, J., Lerebours, F.,Roche, H., Bachelot, T., Charafe-Jauffret, E., et al., 2015. A resposta patológica e a contagem de células tumorais circulantes identificam pacientes com câncer de mama inflamatório HER2 + tratados com excelente prognóstico: dados de sobrevivência BEVERLY-2. Clin.Cancer Res. 21 (6), 1298-1304.

Pollak, M.N.; Schernhammer, E.S.; Hankinson, S.E (2004): Insulin-like growth factors and neoplasia. *Nat. Rev. Cancer, 4, 505-518.*

Polyak K, Weinberg R (2009): Transições entre os estados epitelial e mesenquimal: aquisição de caraterísticas malignas e de células estaminais. *Nat. Rev. Cancer, 9; 265-273.*

Polzer, B., Medoro, G., Pasch, S., Fontana, F., Zorzino, L., Pestka, A., Andergassen, U.,Meier-Stiegen, F., Czyz, Z.T., Alberter, B., 2014. Perfil molecular de células tumorais circulantes únicas com intenção diagnóstica. EMBO Mol. Med. 6 (11),1371-1386.

Powell AA, Talasaz AA, Zhang H, Coram MA, Reddy A , Deng G, Telli ML, Advani RH, Carlson RW, Mollick JA e Sheth S (2012): Perfil de célula única de células tumorais circulantes: Transcriptional Heterogeneity and Diversity from Breast Cancer Cell Lines [Heterogeneidade e diversidade transcricional de linhas celulares de cancro da mama]. *Polsone, 7(5): e33788.*

Powell, A.A., Talasaz, A.H., Zhang, H., Coram, M.A., Reddy, A., Deng, G., Telli, M.L.,Advani, R.H., Carlson, R.W., Mollick, J.A., et al., 2012. Perfil de célula única de células tumorais circulantes: heterogeneidade transcricional e diversidade de linhas celulares de câncer de mama. PLoS One 7 (5), e33788.

Rack, B., Juckstock, J., Gunthner-Biller, M., Andergassen, U., Neugebauer, J., Hepp, P.,Schoberth, A., Mayr, D., Zwingers, T., Schindlbeck, C., et al., 2012. Trastuzumab limpa células tumorais isoladas HER2/neu-positivas da medula óssea em pacientes com cancro da mama primário. Arch. Gynecol. Obstet. 285 (2), 485-492.

Rack, B., Schindlbeck, C., Juckstock, J., Andergassen, U., Hepp, P., Zwingers, T., Friedl,T.W., Lorenz, R., Tesch, H., Fasching, P.A., et al., 2014. As células tumorais circulantes predizem a sobrevivência em pacientes com cancro da mama de risco médio a elevado. J. Natl.Cancer Inst. 106 (5).

Reeh M, Effenberger KE, Koenig AM, Riethdorf S, Eichstadt D, Vettorazzi E, et al. Células tumorais circulantes como biomarcador para o estadiamento prognóstico pré-operatório em pacientes com cancro do esófago. Ann Surg (2015) 261(6):1124-30.

ReferênciasAgelaki, S., Kalykaki, A., Markomanolaki, H., Papadaki, M.A., Kallergi, G., Hatzidaki,D., Kalbakis, K., Mavroudis, D., Georgoulias, V., 2015. Eficácia do lapatinib em células tumorais circulantes HER2-positivas resistentes à terapia no cancro da mama metastático. PloS One 10 (6), e0123683.

Reid A, Attard G, Danila D, Oommen N, Olmos D, Fong F, Molife L, Hunt J, Messiou C, Parker C (2010): Atividade antitumoral significativa e sustentada no cancro da próstata resistente à castração, pós-docetaxel, com o inibidor do CYP17, acetato de abiraterona. *J. Clin. Oncol. 28:14891495.*

Riethdorf, S., Muller, V., Zhang, L., Rau, T., Loibl, S., Komor, M., Roller, M., Huober, J.,Fehm, T., Schrader, I., 2010. Deteção e expressão de HER2 em células tumorais circulantes: monitorização prospetiva em doentes com cancro da mama tratadas no ensaio neoadjuvante GeparQuattro. Clin. Cancer Res. 16 (9), 2634-2645.

Riethdorf, S., Muller, V., Zhang, L., Rau, T., Loibl, S., Komor, M., Roller, M., Huober, J.,Fehm, T., Schrader, I., 2010. Deteção e expressão de HER2 em células tumorais circulantes: monitorização prospetiva em doentes com cancro da mama tratadas no ensaio neoadjuvante GeparQuattro. Clin. Cancer Res. 16 (9), 2634-2645.

Scher HI ,Jia X ,deBono JS ,Fleisher M , Pienta KJ , Raghavan D, et al. Circulating tumor cells as prognostic markers in progressive ,castration resistant prostate cancer: are analysis of IMMC38 trial data. Lancet Oncol (2009) 10:233-9.

Scher HI, Jia X, de Bono J, Fleisher M, Pienta K, Raghavan D, e Heller G (2009): Circulating tumor cells as prognostic markers in progressive, castrationresistant prostate cancer: a reanalysis of IMMC38 trial data. *Lancet Oncol. 10:233-239.*

Schmidt-Kittler O, Ragg T, Daskalakis A, Granzow M, Ahr A, Blankenstein T, Kaufmann M, Diebold J, Arnhold H, Muller P, Bischoff J, Harich D, Schlimok G, Riethmuller G, Eils R, Klein C (2003): From latent disseminated cells to overt metastasis: genetic analysis of systemic breast cancer progression.Proc. *Proc. Sci. USA 100: 7737-7742.*

Schneck, H., Blassl, C., Meier-Stiegen, F., Neves, R.P., Janni, W., Fehm, T., Neubauer,H., 2013. Análise do estado mutacional de PIK3CA em células tumorais circulantes de pacientes com cancro da mama metastático. Mol. Oncol. 7 (5), 976-986.

Schuhmann MU, Zucht HD, Nassimi R, Heine G, Schneekloth CG, Stuerenburg HJ, et al. Peptide screening of cerebrospinal fluid in patients with glioblastoma multiforme. Eur J Surg Oncol (2010) 36:201-7.

Smerage B e Hayes D (2008): The prognostic implications of circulating tumor cells in patients with breast cancer (As implicações prognósticas das células tumorais circulantes em pacientes com cancro da mama). *Cancer Investigation. 26 (2):109-114.*

Smerage, J.B., Barlow, W.E., Hortobagyi, G.N., Winer, E.P., Leyland-Jones, B.,Srkalovic, G., Tejwani, S., Schott, A.F., O'Rourke, M.A., Lew, D.L., 2014.Circulating tumor cells and response to chemotherapy in metastatic breast cancer: SWOG S0500. J. Clin. Oncol. 32 (31), 3483-3489.

Smith, B.M.; Slade, M.J.; English, J.; Graham, H.; Luchtenborg, M.; Sinnett, H.D.; Cross, N.C.; Coombes, R.C (2000): Response of circulating tumor cells to systemic therapy in patients with metastatic breast cancer: comparison of quantitative polymerase chain reaction and immunocytochemical techniques. *J. Clin. Oncol, 18, 1432-1439.*

Solomayer, E.F., Becker, S., Pergola-Becker, G., Bachmann, R., Kramer, B., Vogel, U.,Neubauer, H., Wallwiener, D., Huober, J., Fehm, T.N., 2006. Comparação do estado HER2 entre o tumor primário e as células tumorais disseminadas em pacientes com cancro da mama primário. Breast Cancer Res. Treat 98 (2), 179-184.

Stathopoulou A, Gizi A, Perraki M, Apostolaki S, Malamos N, Mavroudis D, Georgoulias V, Lianidou E (2003): Deteção molecular de células cancerosas no sangue periférico de pacientes com cancro da mama: comparação de CK-19, CEA e maspin como marcadores de deteção.Clin. *Cancer Res, 9: 5145-5151.*

Stott S, Lee R, Nagrath S, Yu M, Miyamoto D, Ulkus L, Inserra E, Ulman M, Springer S, Nakamura Z (2010): Isolamento e caraterização de células tumorais circulantes de pacientes com cancro da próstata localizado e metastático. Sci. Transl. *Med. 2:25ra23.*

Sullivan JP, Nahed BV, Madden MW, Oliveira SM, Springer S, Bhere D, et al. As células tumorais cerebrais em circulação são enriquecidas para a expressão de genes mesenquimais. Cancer Discov (2014) 4:1299-309.

Thiery J, Sleeman J (2006): Complex networks orchestrate epithelial- mesenchymal transitions. *Nat. Rev. Mol. Cell Biol, 7:131-142.*

Tissing, H.; Terstappen, L.W.; Meropol, N.J (2008): Relationship of circulating tumor cells to tumor response, progression-free survival, and overall survival in patients with metastatic colorectal cancer. *J. Clin. Oncol, 26, 3213-3221.*

Tol, J.; Koopman, M.; Miller, M.C.; Tibbe, A.; Cats, A.; Creemers, G.J Vos, A.H.; Nagtegaal, I.D.; Terstappen, L.W.; Punt, C.J(2009): Circulating tumor cells early predict progression-free and overall survival in advanced colorectal cancer patients treated with chemotherapy and targeted agents. *Ann. Oncol, 21, 1006-1012.*

van de Stolpe A, Pantel K, Sleijfer S (2011): Circulating tumor cell isolation and diagnostics towards routine clinical use. *Cancer Res, 71:5955-5960.*

Vona G, Sabile A, Louha M, Sitruk V, Romana S, Schutze K, Capron F, Franco D, Pazzagli M, Vekemans M, Lacour B, Brechot C, Paterlini- Brechot P (2000): Isolamento por tamanho de células tumorais epiteliais: um novo método para a caraterização imunomorfológica e molecular de células tumorais circulantes. *Am. J. Pathol. 156: 57-63.*

Waak J, Weber S, Waldenmaier A, Gorner K, Alunni-Fabbroni M, Schell H, Vogt-Weisenhorn D, Pham T, Reumers R, Baekelandt V, Wurst W, Kahle P (2009): Regulação das respostas inflamatórias dos astrócitos pelo gene DJ-1 associado à doença de Parkinson. *FASEB J. 23: 2478-2489.*

Wallwiener, M., Hartkopf, A.D., Baccelli, I., Riethdorf, S., Schott, S., Pantel, K., Marme, F., Sohn, C., Trumpp, A., Rack, B., et al., 2013. O impacto prognóstico das células tumorais circulantes em subtipos de cancro da mama metastático. Breast Cancer Res. Treat. 137 (2), 503510.

Wallwiener, M., Hartkopf, A.D., Riethdorf, S., Nees, J., Sprick, M.R., Schonfisch, B.,Taran, F.A., Heil, J., Sohn, C., Pantel, K., et al., 2015. O impacto do fenótipo HER2 das células tumorais circulantes no cancro da mama metastático: um estudo retrospetivo em 107 pacientes. BMC Cancer 15, 403.

Wang J, Wu C, Lu C, Hsieh J, Wu D, Huang S, Lin S (2006): Deteção molecular de células tumorais circulantes no sangue periférico de pacientes com cancro colorrectal utilizando RT-PCR: importância da previsão de metástases pós-operatórias. *World J. Surg. 30:1007-1013.*

Wang, L.H.; Pfister, T.D.; Parchment, R.E.; Kummar, S.; Rubinstein, L.; Evrard, Y.A.; Gutierrez, M.E.; Murgo, A.J.; Tomaszewski, J.E.; Doroshow, J.H.; Kinders, R.J (2010): Monitoramento de gammaH2AX induzido por drogas como um biomarcador farmacodinâmico em células tumorais circulantes individuais. *Clin. Cancer Res, 16, 1073-1084.*

Wulfing, P., J. Borchard, H. Buerger, S. Heidl, K.S. Zanker, L. Kiesel, e B. Brandt. (2006): HER2-positive circulating tumor cells indicate poor clinical outcome in stage I to III breast cancer patients. *Clin. Cancer Res. 12:1715-1720.*

Xenidis N, Perraki M, Kafousi M, Apostolaki S, Bolonaki I, Stathopoulou A, Kalbakis K, Androulakis N, Kouroussis C, Pallis T, Christophylakis C, Argyraki K, Lianidou E, Stathopoulos S, Georgoulias V, Mavroudis D.

(2006): Predictive and prognostic value of peripheral blood cytokeratin-19 mRNA-positive cells detected by real-time polymerase chain reaction in node-negative breast cancer patients. *J. Clin. Oncol. 24: 3756-3762.*

Xenidis, N., Perraki, M., Apostolaki, S., Agelaki, S., Kalbakis, K., Vardakis, N.,Kalykaki, A., Xyrafas, A., Kakolyris, S., Mavroudis, D., et al., 2013. Efeito diferencial dos regimes de quimioterapia adjuvante à base de taxano e sem taxano nas células tumorais circulantes positivas para o mRNA da CK-19 em pacientes com cancro da mama inicial. Br. J. Cancer. 108 (3), 549-556.

Xi L, Nicastri D, El-Hefnawy T, Hughes S, Luketich J, Godfrey T (2007): Optimal markers for real-time quantitative reverse transcription PCR detection of circulating tumor cells from melanoma, breast, colon, esophageal, head and neck, and lung cancers. *Clin. Chem. 53:12061215.*

Yang J, Weinberg R (2008): Epithelial-mesenchymal transition: At the crossroads of development and tumor metastasis. *Dev. Cell, 14: 818829.*

Yu M, Stott S, Toner M, Maheswaran S e Haber D (2011): Abordagens de células tumorais circulantes para isolamento e caraterização. *J Cell Biol, 192,373.*

Yu, M., Bardia, A., Aceto, N., Bersani, F., Madden, M.W., Donaldson, M.C., Desai, R.,Zhu, H., Comaills, V., Zheng, Z., et al., 2014. Terapia do cancro. Cultura ex vivo de células tumorais mamárias circulantes para testes individualizados de suscetibilidade a medicamentos. Science 345 (6193), 216-220.

Yu, M., Bardia, A., Wittner, B.S., Stott, S.L., Smas, M.E., Ting, D.T., Isakoff, S.J.,Ciciliano, J.C., Wells, M.N., Shah, A.M., 2013. As células tumorais mamárias circulantes exibem mudanças dinâmicas na composição epitelial e mesenquimal. Science339 (6119), 580-584.

Zhang L, Ridgway LD, Wetzel MD, Ngo J, Yin W, Kumar D, et al. A identificação e caraterização de CTCs de cancro da mama competentes para metástases cerebrais. Sci Trans l Med (2013) 5:180ra48.

Zhang L, Riethdorf S ,Wu G ,Wang T ,Yang K ,Peng G, et al .Meta-análise do valor prognóstico das células tumorais circulantes no cancro da mama. Clin Cancer Res (2012) 18:5701-10.

Zheng S, Lin HK, Lu B, Williams A, Datar R, Cote RJ, Tai YC (2011): Dispositivo de microfiltro 3D para enriquecimento de células tumorais circulantes viáveis (CTC) do sangue. *Biomed Microdevices, 13:203-13.*

Zieglschmid V, Hollmann C, Gutierrez B (2005): Combinação de enriquecimento imunomagnético com análise multiplex de RT-PCR para a deteção de células tumorais disseminadas. *Anticancer Res, 25:1803-10.*

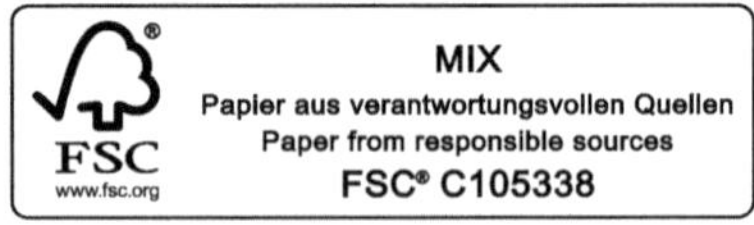

Printed by Books on Demand GmbH, Norderstedt / Germany